尽善尽 弗求弗迪

U0281352

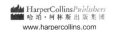

HarperCollins*Publishers*
哈珀·柯林斯出版集团
www.harpercollins.com

The Power of Rest

休息休息

Why Sleep Alone Is
Not Enough

A 30-Day Plan to Reset Your Body

60秒恢复精力的深度休息法

[美] 马修·埃德伦德（医学博士）（Matthew Edlund,M.D.）◎著

宋广蓉◎译

电子工业出版社.
Publishing House of Electronics Industry
北京·BEIJING

THE POWER OF REST: Why Sleep Alone Is Not Enough: A 30-Day Plan to Reset Your Body

Copyright © 2010 by Matthew Edlund, M.D., M.O.H.

Published by arrangement with HarperOne, an imprint of HarperCollins Publishers.

本书中文简体版专有翻译出版权由 HarperCollins Publishers 授予电子工业出版社。未经许可，不得以任何手段和形式复制或抄袭本书内容。

版权贸易合同登记号 图字：01-2023-3081

图书在版编目（CIP）数据

休息休息：60 秒恢复精力的深度休息法 /（美）马修·埃德伦德（Matthew Edlund）著；宋广蓉译 . —北京：电子工业出版社，2023.10

书名原文：The Power of Rest: Why Sleep Alone Is Not Enough：A 30-Day Plan to Reset Your Body

ISBN 978-7-121-46278-8

Ⅰ . ①休… Ⅱ . ①马… ②宋… Ⅲ . ①休息－通俗读物 Ⅳ . ① R163-49

中国国家版本馆 CIP 数据核字（2023）第 170598 号

责任编辑：黄益聪

印　　刷：三河市鑫金马印装有限公司

装　　订：三河市鑫金马印装有限公司

出版发行：电子工业出版社

　　　　　北京市海淀区万寿路 173 信箱　　邮编：100036

开　　本：720×1000　1/16　印张：14.75　字数：241 千字

版　　次：2023 年 10 月第 1 版

印　　次：2023 年 10 月第 1 次印刷

定　　价：59.00 元

凡所购买电子工业出版社图书有缺损问题，请向购买书店调换。若书店售缺，请与本社发行部联系，联系及邮购电话：（010）88254888，88258888。

质量投诉请发邮件至 zlts@phei.com.cn，盗版侵权举报请发邮件至 dbqq@phei.com.cn。

本书咨询联系方式：（010）57565890，meidipub@phei.com.cn。

目 录

第一部分　休养身心的30天计划

第二部分　让生命充满韵律

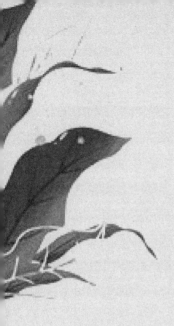

第一部分

休养身心的 30 天计划

第一章　为何需要主动休息

我以前认为休息就是浪费时间。我是一名医生，为什么要休息？我可以利用休息的时间给病人会诊或去教学，也可以写研究论文。我曾经花了很长时间去弄清楚这个问题，而大部分医疗工作者以及大众对这个问题的基本认识其实都是错误的。休息并不是浪费时间，而是一种生理的需求——一个身体复原与重建的过程。休息不是毫无用处的，而是我们恢复精力的一个重要方式。人体老化的过程并不意味着我们从年轻健康的人体机器，以不可避免的方式，慢慢衰退成一个锈迹斑斑、千疮百孔的报废品。更准确地说，我们应该把衰老过程当成一个剧本。身体（包括我们的大脑）在人生的剧情中不断经历、学习、重建、再生。我们也通过休息重新创造、更新、组织我们自己。

为什么休息的重要性如此不受重视？一部分原因可能是我们花了太多时间在机器操作上，我们的工作和生活都被机器围绕着，以至于我们认为自己也是一部机器。可我们并不是，我们是活生生的生命体。曾经有一小段时期，我们的工作效率比机器还高，而且我们还有很多时间享受生活。通过休息让身体得以恢复是人体的一个基本功能。我们需要休息，就好像我们需要食物维持生命一样。一旦理解了人类的身体是如何构造的，哪怕只理解一点点，我们就不但能在更短的时间内完成更多的工作，还能将生命提升到一个新的高度，更能让疲于奔命的生活，变得劳逸结合、诗情画意。学会如何休息，即使做一些非常简单的活动，也能让我们享受到愉悦。所以，休息是一个至关重要的活动，可以让我们充满活力、重拾生机。其实，我们不会一直都身心俱疲。简单了解人类躯体的构造，根据身体的构成，合理使用一些技巧，我们就可以幸福长寿、健康永驻。

但是，我就是操之过急了。我花了好多年才明白，休息对人类的躯体结构、健康和愉悦是何等重要。之前那些年，我一直以为自己最大的问题只是睡眠不足。

在圣地亚哥的实习经历

几十年前，在圣地亚哥退伍军人医院里，我排队等着打饭。当时已经过了下午 1 点，我饥饿难耐。那时我还是内科的一名实习医生，比我等级高的医生都认为我们这些实习医生活得很辛苦，因为我们睡得很少，也不怎么休息，一直在工作和学习，一个星期工作 110 小时是家常便饭。某日午夜，我在完成 6 个入院病人的收治工作的同时，还要处理住院病人的常见突发情况。我从早上 7 点就开始工作，等我们收治了最后一个入院病人时，已经是第二天早上 6 点了。其中一个医生哈维·莫图尔斯基（Harvey Motulsky）跟我说"又一个破纪录的机会来了"，然后笑眯眯地跟跄而去，看看是不是又有什么临床病症在等着他。在之前的 24 小时里，我们没有一个人睡觉超过几分钟。

我安慰自己，手中握着的黄色饭票意味着我吃饭不用花钱。当餐厅的广播里响起急救通知的时候，我正盯着眼前的 3 个主菜，想着要吃哪一个 —— 那片面包下面到底有什么好吃的呢？

有人生命垂危！我们的工作就是把病人从死亡线上拉回来。我不得不走了。一瞬间，我很好奇我在 30 秒内能吞下多少食物，但是我发现继续排队是在浪费时间，我现在就得走！

突然，广播里又响起了另一个急救通知。现在有两个人危在旦夕，我应该去哪一层？我扔下托盘就开始狂奔起来。

在那段实习的日子里，我们一直处于这样的状态 —— 四处狂奔，而且我们是没日没夜地狂奔。我们的工作是先值 36 小时的班，然后休息 12 小时。第二天，我们回到医院工作 12 ～ 15 小时，再睡一晚上，又要值下一个超过 36 小时的班。1 周 7 天，周而复始。很多实习医生在结束工作后，会走到停车场，满脸困惑地盯着停车场，因为他们不记得自己把车停在哪儿了。这时候开车回家，其实并不容易。一天晚上我下班回家，在第五号州际高速公路上被警察拦了下来。警察告诉我，我的车一直左摇右晃，他们以为我喝醉了。可是，他们看到我穿着医院的白大褂，就放我走了。

虽然我们每周标准工作时间是 110 小时，但是教授告诉我们，我们已经万分幸运了。现在，我们隔两个晚上值一次夜班。在他们那个年代，医院规定每隔一个晚上就要值一次夜班。这相当于在工作 36 小时以后，只休息 12 小时，就要开始下一个循环了。所以，医疗行业有个经典的笑话，说每隔一晚才值夜班，意味着你错过了一半有意思的病例。

我们一直视睡觉为软弱的表现。你必须时刻准备好面对任何突发事件、紧急情况或灾难，而且你不能犯错。倘若你犯了一个错误，就可能有人因此丧命。

的确，有很多人就是因此丧命的。仅在美国，就有数万人死于失误。在很大程度上，他们的死亡正是因为实习医生和住院医生睡眠不足，把事情搞得一团糟。睡眠不足的实习医生和住院医生极易犯错，就像喝了酒的滑雪者想和对手比赛，谁最先从山坡上滑下来一样。

现在，法律规定培训期学员的工作时间为每周 84 小时，但医学界并没有真正改变。所以，法律经常会被无视，而培训期的实习医生则会继续犯下难以计数的临床错误。包括医学院院长在内的许多医学教师，依然认为睡觉是浪费时间。在西雅图举行的 2009 年专业睡眠协会年会上，世界上最著名的睡眠研究人员之一就曾说过，他告诉医学院的一名管理者，一名医学专业学生之所以在课堂上总是睡觉，是因为该学生患有发作性睡病。发作性睡病是一种罕见疾病，嗜睡感会不受控制地摧垮病人。这位医学院管理者并没有询问该病症如何治疗，或该给这些宝贵的学生提供什么样的帮助，他只想知道如何能让这个学生退学。

职业方向的确有可能是命中注定的。我接受过内科方面的培训，然后是公共卫生，之后是精神病学，直到后来我发现睡眠医学是一个真实存在的、或许可以继续发展的学科。从此，我成为一名睡眠医生，并在布朗医学院管理一个部门。此后，我还在佛罗里达州建立了一个睡眠实验室。在这段时间里，我先是以临床科室主任的身份谋生，后来在一所医院担任医疗部主任。我教别人如何利用生物节律改善健康与工作表现，并帮助他们恢复到精力充沛的状态。

但是，仅靠改善睡眠依旧不足以改变疲惫不堪的生活状态。数百万人都睡得很好，但他们在生活的大部分时间里，仍然感到身心疲惫、郁郁寡欢。机警灵敏、生龙活虎，对下一刻即将发生的事感到无比兴奋，所有这些感觉，他们都感受不到。如果想要获得高峰体验[1]，病后迅速康复，或者在重大疾病中提高生存率，人们必须先学会如何休息。在医治成千上万个病人后，我才发现了这个事实，其中一位病人就是凯莉（Kelly）。

病人凯莉的康复

凯莉第一次走进我办公室的时候，脚步缓慢，坐下时极度痛苦。凯莉的主要问题是患失眠症。不论是白天还是黑夜，她都无法入睡。因此，她一直觉得精疲力竭、身心交瘁，除了瘫坐在椅子上，凯莉能做的事寥寥无几。

我问她为什么来问诊，凯莉的诉说带着一种熟悉的痛苦感。

她在一个庞大的政府机构中工作，一直努力向上晋升，而该机构素以逼疯员工闻名。嫉妒她的同事们曾当面跟她说，她升职的时间可真巧，她一定和老板有特殊的关系。这些诽谤让她加倍努力地工作。

在大部分情况下，她每周最少工作 60 小时。如果半夜或者休假时有紧急事件发生，凯莉都会参与其中并设法解决。她喜欢解决问题，曾经也非常擅长于此。

每天下班回家，她还是保持着这种疯狂忙碌的节奏。凯莉要和先生聊天，要与朋友保持联系，还要把房子做一番改造装饰。她还坚持每天阅读书籍杂志，因为里面的内容或许能让她把工作做得更好。她做得越多，责任就越大。凯莉喜欢面对这些挑战。

凯莉注意到，第一个显著的身体问题是，她无法高度集中注意力。很快，她开始发现自己无法入睡。凯莉彻夜难眠，整夜盯着挂钟，努力试着入睡。但是，即便睡意来袭，也是断断续续的。她也会试着从床上爬起来，强迫自己重新工作，直到自己困得无法继续为止。

当凯莉来到我的办公室时，她的情绪与身体都已经不堪重负了。她已经一年多不能工作了，一直靠补助金维持生活。凯莉被诊断为慢性疲劳综合征，许多内科医生都拒绝承认这种综合征的存在。这些年，她从一个医生换到另一个

1　高峰体验（Peak Experience），指处于一种高度愉悦的精神状态，多以个体的自我实现达成。

医生，挫折感与日俱增。凯莉虽然没有失去她的婚姻，却失去了许多朋友，她几乎没有能力去做任何一件能给自己带来愉悦感的事。

凯莉看了看我，然后低下头看着地板，哭了起来。她很年轻，但看起来并不像。她脸色苍白暗淡，手臂水肿，皮肤白得毫无光泽。

我问凯莉她一天的作息安排——什么时候醒来，做什么，什么时候想睡觉。改变用药会对她的情况有一定帮助，而改变她的睡眠行为也许会有更好的效果。她开始睡得着觉了，而且她说睡得挺好。

我的老师曾教导我，睡得好能让人有更多精力去做他喜欢的事情。我也对此坚信不疑。对于凯莉，这种说法应当是切实有效的，但事实并非如此。她在大部分时间里依然疲惫不堪且心力交瘁。也许，她就像其他慢性疲劳综合征患者一样，做得太多，付出的代价就是瘫痪般的精疲力竭。即使睡眠质量有所改善，凯莉也经常无法睡到自然醒。

其他病人告诉我，我的治疗方法极大地改善了他们的睡眠，但他们依然会一整天感到疲惫不堪和精疲力竭。事实上，很多人都会说他们现在睡得挺好，但是他们白天依然头昏脑涨、反应迟钝、疲倦劳累。这些病人中，大部分人并没有罹患慢性疲劳综合征。很明显，睡得好并不足以使他们的生理机能运作良好。

此时，我发现必须找到新的解决办法，以帮助人体能在日夜更替的过程中更好地运作。我教凯莉采用一种革命性的方法——FAR[1] 安排她的日常生活。FAR是指在一天中把进食、活动、休息按照一定顺序周而复始地进行。采用 FAR 有很多好处，因为人体是按照内部结构的一套基本节律运作的。大家有没有想过，为什么我们喜欢音乐？可能是因为我们每个人天生就带有音乐感，因为节奏是我们身体细胞之间相互沟通的一种方式。采用 FAR 的一个好处是，它能令人迈出让生活充满音乐感的第一步。你将在本书中进一步了解相关内容。

在我学会了通过采用 FAR 医治病人后，我开始认识到休息所具备的双重性质。有一些休息属于被动休息，比如坐在电视机前。但是，对于我们大多数人来说，坐或躺在电视机前，并不算真正的休息或者能恢复精力。要想恢复精力，需要全方位休息，而这种全方位休息可以从不同形式的主动休息中获得。主动休息

1　FAR 为英语 food（进食）、activity（活动）、rest（休息）的首字母缩写。

由一些有针对性的恢复性活动组成，这些活动可以重新连接身体与意识。主动休息还能让你的身体获得重建，并且重置内部机能，有意识地引导你的身体和大脑，让它们变得更有能力去做你想做的事。当我发现这种全新的主动休息法时，我还发现它可以使人们在最无聊的日子里也能感到乐趣无穷，还能给人们提供一个新的方式来获得高峰体验。在本书中，你将会学到许多主动休息的技巧。

如今的凯莉既快乐又敏捷，而且几乎时刻保持着机敏的状态。可惜的是，她不能回原机构工作了，因为她的慢性疲劳综合征，会让她在下午四五点就精疲力竭。但是，她还是可以回到职场的。现在，她在和哥哥一起组建的公司里工作，帮忙运营公司事务。同时，她还写文章和写书。她把大部分时间都花在她所关心的人身上。她学会了如何把握生活节奏，并遵循着自己身体内强大的生物钟周期。这些生物钟设定了她身体里每个细胞的基本状态。每天早上凯莉醒来时，都对这一天充满了期待。她知道身体的复原、重建、健康以及生命本身都需要休息。

太多的人从未享受过这样的生活。太多的人从青春期开始，就感觉到疲惫不堪、心力交瘁。来我这里治疗睡眠问题的病人，会跟我说他们感到疲劳不堪，但我知道他们并不是唯一对此诉苦的人，我的大部分朋友也同样如此。现在，有疲惫感与倦怠感是很常见的。

人们真的不用活成这种样子，完全不需要。

对凯莉来说行之有效的方法，也几乎适用于每一个人。学会利用体内的生理机制休息，原本不可能的事情就会变成可能。人类的身体一般都知道要怎么做才能保持健康。完全复制整个心脏的细胞需要几年时间，但最近的研究表明，在亚细胞水平上，基本上三天内人体就能重建心脏。许多重要的心脏蛋白只运作30分钟就会被身体回收，而部分心脏蛋白的组件也会被重新使用。如果给自己的身体提供合理的运转条件，以及身体运转所需的工具，尤其是好好休息，我们的身体就可以自我重建并恢复精力，霍顿氏综合征、慢性疲劳综合征，以及肌纤维疼痛综合征这些人体衰弱性疾病就会较少发生。在大多数情况下，如果我们知道如何好好休息，这些病征都是可以预防的。然而，休息的作用远不只是预防疾病。正确的休息方式既能让人时刻保持机敏的状态，又有助于身体全面放松。本书所述的简便快捷的休息技巧，只要学会灵活运用，即使休息极短的片刻，也有助于你获得一种愉悦舒适的体验。

为何休息不只是睡觉？

请你问一下自己：如果自己只做很少的事情，就能变得更健康、更高效、更成功，自己会不会去做？如果你知道如何休息，你就会去做。

我认识的大部分人，对休息抱有一些稀奇古怪的看法。每当我问病人、同事、朋友，他们休息的时候在做什么，大家都提到两件事：第一，睡觉；第二，看电视。

睡眠曾占据了人类生命 1/3 以上的时间。美国人口普查局的报告指出，美国人花一半的闲暇时间坐在电视机前。然而，睡眠与看电视只是两种被动的休息方式。

事实上，休息是一种身体复原的过程。我们的身体并不跟机器一样，在 20 岁时到达顶峰，然后缓慢地（有时候可能是迅速地）消磨殆尽，最后驾鹤西去。人是一种生物。我们每天都在重塑自己，每一刻都在改变自己，也在边做边学。身体需要重建再重启，以保证在生命的每一天里，我们学到的新内容都能被完整地保留下来。我们在 65 岁时解数学题的方式和 25 岁时解题的方式完全不同。然而，65 岁的你可能解题更快也更准确，因为大脑在这些年里已经学习过、经历过，也重塑了自己。在休息的时候，我们的身体做了很多内部重建工作。

最近你照过镜子吗？花一点时间，仔细看看自己的皮肤，并记住你的脸庞。

等过了两个星期，再重新看看自己。

你很可能看起来如往常一样。你甚至可能会想，自己没发生任何改变。

可是，改变确实在发生。你的身体表面几乎所有的皮肤都是全新的，面部的皮肤已经完全更新过了。这就是休息的作用。在你休息时，身体在重建、更新、重新连接、重新创造你。

人体的皮肤是在被动休息的过程中重建自己的。如果采用 FAR（进食、活动、休息）模式并确保睡眠充足，在合适的时间就餐，膳食合理，皮肤更新的过程会进展得非常顺利。但是，这一过程发生的时候，你是感觉不到的，也无须时刻惦记着。主动休息则需要思考与指导。幸运的是，主动与被动的休息也许可以在一天中同时发生。更妙的是，它们可以互相帮助，互有裨益。我将在下文中举例说明。

社交休息是主动休息的 4 种主要形式之一，你可以邀请一个同事一同步行出去吃午饭（社交休息技巧第 4 个，详情见第五章）。当你们在街头漫步经过几个商店时，顺便看了看商店里上了什么新品，有什么好商品正在热销。你们拐过一个街角，正准备穿过街道时，你滑了一跤。你的同事评论你们的领导最近看起来非常疲惫。或许是之前的经济危机所带来的各种行政管理变化，让他彻夜难眠。而后，她又跟你说了一些她老公和孩子们的事。之后，她又提到她家附近的街区有个新学校正在建设中，那些运送建筑材料的卡车总是发出恼人的噪声。你们经过了两家已经去过很多次的餐厅，你们看了看当日特价菜，然后就移步去了第三家。看了第三家餐厅门口的黑板公告，有你们想吃的烤三文鱼。这家餐厅外面没有空桌子了，但是你们还是步入了餐厅，要求服务员给你们安排了一个靠窗的位置。

你们安然就座。

当你们坐下后，身体细胞内的信息就开始在你的面部和手部的皮肤细胞之间奔走相告。即便你穿了长衣长裤，但是那天早上你涂的那层薄薄的防晒霜还是不够厚。午日的阳光非常强烈，紫外线已经开始破坏细胞外层，穿入内层进入细胞的 DNA。特定的修复酶此时从染色体中释放出来，以修复破损的 DNA，而其他蛋白质则继续工作，以更新细胞内部已破损的细胞质膜。如果修复工作的时间充裕且进展顺利，DNA 受到"攻击"的影响就会消失，癌细胞也就没有机会形成。

然而，我们的身体是通过长期的生存经验才知道，立即修复受损的细胞组织只是机体恢复过程的初始阶段而已。黑色素细胞此时已被激活，并将色素扩散到整个皮肤，以防止紫外线的进一步伤害——我们称之为晒黑。如果紫外线的破坏严重到一定程度，红色的斑点就会突然出现。然后，白细胞从微动脉和毛细血管中蔓延开来，将死去的细胞运走，并清除其他残骸，同时给身体发出信号，需要进一步增加血液流量。

在街角路边滑倒的那一下，损坏了你的膝盖前十字韧带上的细胞。炎症细胞争先恐后地跑过来，并示意附近的结缔组织细胞要开始准备分裂了。结缔组织细胞将制造新的细胞来取代那些已经损坏的细胞。你的行走使腿部肌肉充满活力，其中许多肌肉开始生长新的肌动蛋白和肌凝蛋白，这两者都可以使你的肌肉更强壮，肌肉运动更迅速。

当你和同事坐在一起谈话时，所有这些修复与恢复都是被动且无意识地发生的，社交休息与身体重获新生的过程在同时进行。你的同事与你诉说其生活的种种，你也跟她聊你的家常。在你们聊天的时候，你意识到了你们之间存在着哪些异同。你们两个对孩子的情绪反应是类似的；你们两个都有年纪尚幼的女儿，而且都让人抓狂。她有一些让孩子听话的方法或许对你有用。当你聊着自家女儿的行为时，你闻到服务生经过时其手臂上托着的菜肴的味道。这时，血液开始朝你的肠子奔涌而去，消化细胞会在一天内死亡，它们同时也会发出信号告诉身体，它们需要新的细胞来替换自己。

那天晚上，当你终于上床睡觉时，你的大脑开始处理当天吃饭的所有信息：你步行经过各个餐厅和咖啡厅时闻到的许多种味道；你们的服务员穿着灰粉色的衬衣；一辆疾驰的摩托车发出巨大的噪声，正巧提醒了你下周预约了牙医。你还记得同事跟你说她女儿过生日的故事，也没忘记同事说的当她告诉她女儿可以邀请谁参加生日聚会时，她女儿脸上的表情。

美国威斯康星大学朱利奥·托诺尼（Giulio Tononi）和奇亚拉·西雷利（Chiara Cirelli）研究发现，在睡眠过程中，大脑会"扔掉"大部分信息，留下来的只有要点，这些信息经处理后会在大脑中编译成代码。当你睡醒以后，你会想起来最近刚结婚的侄女正考虑搬到你朋友家附近，她对那里正在建设的一座新小学很感兴趣。

睡眠在其他方面也很有用。当我们还年轻的时候，大概有 1/5 的睡眠时段处于深度睡眠。深度睡眠是睡眠的一个阶段，可以说它是意识的一种状态，非常接近于昏迷，而且在深度睡眠时我们不会记得任何事情。在深度睡眠中，人体会产生生长激素。顾名思义，生长激素就是让生物长大的激素。生长激素与其他携带信息的分子，此时开始以不易察觉的方式重建并重塑身体。人体的肌肉和结缔组织得以改良，我们因此变得更强壮，我们的皮肤可能也会变得更加紧致。

遗憾的是，随着年龄增长，深度睡眠时间会减少，制造的生长激素也会越来越少。男性深度睡眠时间的退减比女性要快，一个健康男性到了 65 岁左右时，可能一点深度睡眠都体会不到了（不好意思，生命就是这么不公平）。作为一种补偿，有些人会注射生长激素，这个东西一年要花掉几万美元。但是如果了解一些本书介绍的简易技巧，你无须服用任何药物就能增加深度睡眠的时长。

在本书中，你将学到几种不同的简易方法让自己睡个好觉，包括一些能改善睡眠质量的技巧。总之，睡眠是被动休息的一种重要形式。但是，主动休息也能带来很大的益处，而其中的社交休息就是很有用的一种方式。

主动休息

有太多人跟我说，他们没有时间休息。还有人告诉我，休息其实是一种愚蠢懒惰的行为。很多人认为休息很无聊，另一些人认为休息是当他们无法让事情继续进行下去时，被迫要做的事。这就像跑马拉松一样（除非身体不适，否则不会停下休息），无论是马不停蹄地跑，还是聚精会神地工作，性质都一样。许多人认为，休息的姿势就像软皮虾一样瘫坐在椅子里，呆愣着盯着眼前的空间，生理和心理都极度疲惫。对大多数人来说，休息就相当于无所事事。

然而，如果我们了解一些生理知识，很快就能发现"无"并不是真的什么都不做，或者完全放空自己。源于宇宙大爆炸理论的"无"，就创造了整个宇宙以及我们现在的世界。在宇宙中一"无"所有的空间里，其实充满了暗能量与暗物质。当下，暗能量与暗物质构成了我们宇宙质量的96%。

的确如此，暗能量与暗物质是构成我们宇宙大部分的物质。我们对这二者知之甚少，但是我们确实知道暗能量与暗物质对我们的生存至关重要。

对我们大多数人来说，休息很像暗能量与暗物质，极其重要，但是我们却未曾给予足够重视。然而，休息的本质和暗能量一样也是活跃的，具有主动性。但是，休息和暗能量与暗物质的不同之处在于，我们可以随时随地想休息就休息。

通过主动休息，身体各部分得以重新连接，身体各部分也能重建。本书提供了一些作用很大的主动休息技巧。使用简易的30天计划，每天你至少能掌握一种简单的休息技巧。在30天的计划内，你将学到多种有意识的休息技巧。这些休息技巧有助于改善你的健康状况、兴趣、社会归属感、生命活力、创造能力，最重要的是能让你获得更多快乐。

人类的快乐感，一定程度上会直接影响身体与大脑，而且这个过程并不需要耗费太多时间。本书所介绍的大部分主动休息技巧，只要练习一分钟或者更短的时间就能掌握。在30秒或者60秒之后，你就会明白能感觉到自己积极活跃、机敏灵巧是多么美妙的事。许多人还告诉我，本书所述技巧能起到更大的作用，它们能使人在混乱的事态中保持冷静与放松。

学习主动休息技巧的一部分乐趣来自你能变得更专心致志、聚精会神。很多生活中的高峰体验，都发生在人们全神贯注于自己正在做的事情时。将多种不同的主动休息技巧整合在一起，可以让你更专注、更放松，还能自我感觉更好，而且做事能事半功倍。因为在这个过程中，你给自己的身体与意识制定了方向，让它们相互协调，因而获得更大的愉悦感，直至整个身体呈现出更高的效率。休息可以是令人着迷的、意义深远的、冷静理智的，也可以是兴奋激动的。

人们可能低估了休息的价值，因为我们尚未将不同的主动休息进行类别划分并予以命名。本书介绍了 4 种不同的主动休息方式，我也愿意在未来的研究中继续拓展出更多的种类。

4 种主动休息方式

精神休息是指以边看边思考的方式关注我们身处的环境，让自己感觉重获活力。不论何时何地，精神休息能让人迅速高效地以平静松弛的状态保持专注。精神休息可以使人产生更稳定的专注力、更敏锐的洞察力，最终达成更大的目标。

社交休息是指利用社会归属感的影响力，让自己放松心态、如获新生。社交休息能给人一种归属感与亲密无间感，这两种感觉都能预防心脏疾病与癌症，还能让人欢快愉悦、目标明确、充满爱意。你和同事一起步行去吃午餐，就是社交休息的一个小例子。这种小活动的确能让人延年益寿。很多研究结果指出，社交休息对健康的重要性，甚至能与控制高血压及戒烟相媲美。最近关于世界长寿人口的研究表明，社交休息对人类整体存活率的影响，或许比大部分研究者所想象的更为重要（在美国经常加班、沉迷于工作的群体也显著佐证了该结论。在美国，有良好社交关系的群体，通常对生活的体验都比较好，而且寿命大多超过 90 岁）。

心灵休息是指把我们的心灵连接到比我们自身更宏伟超然的事物上，而这些事物能让我们感受到友爱与生命的意义——人类对这些元素的需求，就好比一日三餐。心灵休息可以创造出一种内部平衡感与个人安全感，这两种感觉都存在于看似无影无形的心灵深处，令人感到安慰与舒心。

通过关注身体以及体内的生理机制，躯体休息可以让人体产生平静感、松弛感，意识也更敏锐，还可以让人变得更健康。与其他主动休息方式一样，这种休息方式也能随时随地付诸实施。

即便睡眠是一种被动形式的休息，但也是非常重要的。以正确的方式睡觉，我们就能控制自己的体重，而且学得更好、记得更多、气色更佳，还能从多方面感受到从未体验过的头脑清醒、机警灵敏。这也是为什么本书会选择从彻底改善睡眠方式开始。

然而，为了更好地理解主动休息何以让人如此乐在其中，我们可以回想一下性生活的体验。

性生活是一种重要的休息方式

美国人在聊天、做梦、思考、幻想、开玩笑的时候，都会涉及性，但是他们其实说得多做得少，这太可怜了。性能带来很多无与伦比的好结果，因为性是一种特别容易使人产生愉悦感的休息方式。

作为一名研究生物钟的专家，我可以向你保证，通常在一日中的某个特定时间做爱，效果会特别好，而且当你的伴侣也获得休息时，性生活会更加美满。你是不是真的愿意只能在一天快结束的时候做爱，尤其是你还在抱怨今天让你精疲力竭的时候？

希望不是这样，因为性生活能让人得到充分休息。甚至对于那些极度珍视自己体力的人，性生活也能带来巨大的躯体放松感。法语把男性对性满足的反应称为"小死人（le petit mort）"，很多男性认为这一说法完全正确，意思就是"小死亡"。但是看着另一半从身心被全面唤醒的状态，转为开始鼾声如雷，这不是大部分女性（或者男性）所渴望的。

性也能让精神得以充分休息。无论是全身心被唤醒的状态，还是生理得到彻底满足的情形，人们在做爱过程中以及之后，能感觉到愉快、自由、重获活力。

性作为一种休息方式，在一定程度上体现了主动休息的很多优点。主动休息技巧都非常简单，通常人们天生就知道怎么做。主动休息技巧相互结合使用也很容易，通过做一件并不复杂的事，就能同时实现社交休息、躯体休息、精神休息。这些技巧对人的健康、寿命、心情会产生深远影响，即便有时候实施这些休息看起来好像在做世界上最简单的事。

只要正确地实施，这些技巧甚至能让人感受到节奏的律动与音乐的韵律。你可以学着把多种方式合而为一，创造属于自己的每日音乐，让它们有自己的拍子和节奏。当实施主动休息时，生活中的其他部分也会变得更具韵律感，而且你自己就能决定，在何时以何种方式运用这些各具特色的休息技巧。创作每日音乐的同时，你还可以让别人一起兴致盎然地演奏他们的音乐。这是休息的力量的一部分。

休息计划的作用

本书可分成两个部分。第一部分介绍 30 天休息计划及其作用。在这部分中，你每天都能学到新的休息技巧与方法。

第一部分：休养身心的 30 天计划

第 1～7 天：彻底改变睡眠

在 30 天计划的第一周，你首先要审视一下自己究竟是如何入睡的。然后，要学习几种非常简单的入睡方式，而且要让自己一直处于熟睡状态。在熟睡过程中，大脑开始提取你当天意识清醒时学到的东西，然后处理这些信息，以便为第二天做好准备。第二天，大脑会重新建立一个新的神经连接系统。如果你能想起来在睡眠的不同阶段自己的身体做了什么，可能会觉得自己已经轮回了好几次。

睡觉应当是简单有趣的，但大部分时候人们没有这种感觉。所以，在第一周你每天要学一种简单快捷的技巧，让自己放松并恢复平静。准备好以后，你就能体验一个充满力量，既能重获活力又充满创意的睡眠之旅。总之，人需要良好的睡眠，然后才能彻底享受主动休息带来的快乐。

第 8～11 天：躯体休息

在这一阶段的 4 天中，你将学习 6 种简易快速的休息技巧。这些技巧能让你随时随地实现躯体放松，而且耗时不长。你将学会以全新的方式关注自己的身体，改善自己的身体健康与精神健康状况。通过一些小练习，你还能掌握让自己在一片混乱之中平静下来的方法。这些练习的另一个优点是，没人会发现你在休息。

第 12 ～ 15 天：精神休息

在接下来的 4 天里，你将学习 5 种不同的技巧，以进行精神休息。学会之后，你就能在各种场合开始精神休息，比如当你置身于喧闹的商务会议中时，当你在机场安检排着长长的队时，或者当交通瘫痪你被困在车中时。这些不同的技巧，除了能让你精神放松、恢复精力，还能让你感受到一种新的体验，能更聚精会神、身心平和。你有可能变成比自己想要的更加有趣的人。

第 16 ～ 20 天：社交休息

在之后的 5 天里，你将学习 6 种能够快速操作的社交休息技巧。这些技巧可以让你与所爱之人，以及希望能进一步了解的人，建立人际联系，而且还能让自己产生更多安全感与内心的稳定感。人们希望能有安全感，而社交休息就能让人感觉到。社交休息还能改善你的身体状况，让你保持身体健康，预防心脏疾病、脑卒中、癌症，有更大的概率实现延年益寿。社交休息也是让生活变得丰富有趣的主要方式。

第 21 ～ 23 天：心灵休息

在这段时间里，你将学习 4 种不同的技巧，以进行心灵休息。你可以选择速战速决，或者从容不迫，以不同的方式看世界，同时对生命产生新的看法，而这些新看法可能是你未曾有过的。在这个过程中你所收获的其他东西，与重新看世界一样，妙不可言。

第 24 ～ 27 天：在家休息

和我们的年纪一样，休息与休息的机会一直在改变，我们的生存条件也在改变。在这一阶段，你将学习 4 种休息技巧。你可以让全家参与，也可以独自享受。这些休息技巧，结合了躯体、社交、精神、心灵休息的所有优点。如同生命一样，休息也应当具有韵律性。在家休息可以给你带来只属于该过程本身的与众不同的音乐，它时而响亮，时而低缓。在经过很长一段时间之后，你才能识别出这些韵律。学习在家休息的乐趣之一是，能让你清楚地感受到自己刚刚完成的"作品"。

第 28～30 天：在工作中休息

很多人在工作中找不到休息时间、休息场所，或不知用何种休息方式。在该部分，你将学习 4 种不同的休息技巧，甚至当上司直勾勾地盯着你时，你也可以休息。在工作中休息是至关重要的，因为它不仅能让你养精蓄锐，而且在你十分确定自己一无所获时，也能给予你一些情绪上的安慰。

只需要 30 天，你就能学到超过 30 种不同的休息技巧。所有这些技巧都是用身体与意识让你不断更新再生，不断恢复重建。大部分技巧都能在一分钟内完成，而且都非常简单。很多技巧随时随地都能实施，让你的身体获得休息并恢复精力。有些技巧能迅速给身体提供能量与精神动力，可以称其为"供电"。然而，大部分乐趣源于你将各种技巧融会贯通——有时要通过你的无限创意才能实现。

第二部分：让生命充满韵律

现在，你已经学会了所有主动休息的新技巧，但重要的是，要把这些技巧正确地实施到每天生活的方方面面中，而且能让它们发挥作用。休息充分了，就能让生命充满韵律。在第九章中，你将学习如何利用"心流"（flow），应对多重任务及百无聊赖感。

许多人都知道一心多用不好，但是人们又乐在其中，难以自拔。许多青少年特别喜欢在脸书上发 4 张表情包组成的漫画、玩电子游戏、用手机给朋友发信息，他们也喜欢看电视。你能学到的是，当一心多用不可避免时，自己应该如何应对。然而，即使你知道学会给各项任务安排顺序非常重要，但是其重要性也远不及掌握心流法则。

从来没听说过心流？你也不是第一个不知道的人。这是米哈里·契克森米哈赖（Mihaly Csikszentmihalyi）对于获得高峰体验的理念，已经提出几十年了，一直被各种积极思维与心理学大师采用。心流体验的特点有以下几个：

- 你对正在做的事情专心致志。
- 你对时间的感觉发生了改变，你经常没发现时间已然流逝。
- 你正在做的事情中有一项极具挑战性。
- 你在应对挑战时，采用了多种技能。
- 对于你的技能发挥得如何，你会得到相应反馈。

一次标准简单的心流体验类似玩游戏，也和打网球很像。你如果很享受玩游戏，就会乐在其中，时间也会飞速流逝。你会尝试赢得比赛，因而能清楚地看到自己的技能是否有所进步。随着逐步熟悉如何运用主动休息技巧，你可以把最喜欢使用的技巧融合进日常活动中，然后把这些活动转变为一种心流体验。这种转变意味着，当你面对无所事事、无精打采、挫败无助而产生恐惧时，你可以设法将其变为专心致志、集中精力、自我察觉以及大功告成的时刻。所以，学会如何让自己休息好，真的非常重要。

第十章是"我必须做的事"。这一章将审视你是如何度过一天的。你做得太多了，还是太少了？在生活中能区分轻重缓急并找到正确的视角进行思考，其实并不容易，但是很有必要。在这一章中你将回顾工作日与周末的安排，看看自己做了什么，什么是自己真正关心的东西。应当让想做的事能产生有质量的结果，而不是仅仅追求做事的效率。当然，你也要分配更多时间去做自己真正喜欢的事——尤其是休息。

我们希望生命能充满律动感与音乐性，因为我们天生具备音乐性，这种天赋肯定能给予我们一定帮助。本书的最后一章"调节你的生活"，将给你演示如何在生活中创造一种既愉悦又能治愈你的韵律。

大脑和身体是由许多系统共同组成的。这些系统以相互整合与互换信息的方式，让我们的生活变得既充满无限可能性，又令人愉悦惬意。人类生命（当然也包括所有其他生命）的运行方式是能量与信息在交互点之间来往穿梭。

身体内的大量信息都是通过节奏分明的运动实现交互传递的。许多科学家，如发现 DNA 的科学家之一弗朗西斯·克里克（Francis Crick），都认为，当我们大脑中的一些系统同时运行时就产生了意识。思维的确是一种行为，它是指不同的脑细胞在同一时间与其他脑细胞对话的过程。我们之所以如此喜欢节奏与音乐，很可能因为节奏是由我们的大脑创作出来的。

然而，很多人难以让他们的生活充满律动与音韵美。他们对于如何做到有节奏感毫无头绪。我何时应该休息？我何时应参与活动中，以便给自己创造体验心流的机会，让身体发挥最大性能，体验到最大的乐趣？我需要吃多少，吃多少种食物？如果休息对于身体与大脑的恢复如此重要，我要如何实现身心的充分休息，同时又能将其与赖以维持生计的日常活动相互平衡？

实施 FAR 是让生活充满节律感的一个方式。FAR 的操作方法非常简易而且效果显著，它让人几乎无法拒绝。再提醒一次，FAR 表示进食、活动和休息。食物提供最基本的能量，以及生命所需的物质。活动是指我们平时做的事。休息是指身体被动及主动地重建自己，同时也滋养精神。实施 FAR 能让我们的生命富有律动感与秩序感。FAR 具有天然的优势，它与体内强大的计时系统相互兼容，能让我们的日常活动更适合人体的自然结构。

正确实施 FAR 能让人感到精力充沛、情绪饱满、兴趣盎然，也能让意识与心理之间更趋平衡。FAR 还有另一个优点，即通过 FAR 控制体重，让身体更健康。

当然，还有很多其他方法能让生活充满韵律感。有些韵律源自清晨初醒时，它能让我们的身体感知到许多不同的能量。当我们学习躯体休息与精神休息的技巧时，会提及该内容。当我们花时间谈话、嬉戏、工作以及与他人在一起时，通过不同种类的社交休息，我们能感受到身体会产生新的韵律。另一些韵律感则源自强大的精神刺激。精神刺激会影响人们生活的方方面面，我们可以通过实施简单的心灵休息技巧，继续延伸这种精神刺激。善用不同种类的音乐，能增加我们的愉悦感和生产力，这也是长寿的秘诀。

但是，实施 FAR 只能给日常生活提供一种简单、略有效果的节律。音韵的影响力比节律更大。音韵涉及调性与和声、音高、音色以及旋律。要真正感受到音韵美，首先必须知道如何休息。

　　休息具有强大的力量。高质量的休息能让人机警灵敏、思绪集中、工作高效，最后获得成功。休息也能让人体味到生活的乐趣，让自己变得更睿智，让生活变得更丰富多彩。在本书中，你将学到休息的基础知识与休息技巧，无论在何处都能用到这些技巧。稍加练习之后，你就能把这些技巧应用于工作、恋爱、休闲，以及精神的滋养。现在是时候学习如何休息，如何发挥内在与外在的优势，如何以更强大的能力掌控自己的生活与意识，如何获得更多的时间去做自己真正想做的事而且事半功倍了。

　　很多人的确不理解如何能在休息时乐在其中，那就让我从最伟大、不再神秘莫测的睡眠开始讲解吧。

第二章　睡眠让自己焕然一新
你的一周睡眠改造计划

　　生命是带有律动感的。我们所做的任何事，都遵循着先活动再休息的循环过程。睡眠就是循环中最重要的部分。生命的形式包括持续不断的再生长，以及细胞、组织和信息系统的不断更新。睡眠就是再生长过程中极其重要的部分。我们活着的每一天正是依照我们身体设计的规则运行的。只有遵循这些运行规则，我们才能获得健康的体魄以及良好的生命体验，包括理解生命的意义，并产生平衡的心理状态。我们都需要良好的睡眠，如同我们需要一日三餐。

　　睡眠能让人身体更健康、心理更平衡，睡眠也能带给人更多其他的益处。千百年来，人们一直在尝试理解睡眠的作用。下面列举的仅仅是近几年对该问题的研究结果：

　　1. 睡眠对控制体重至关重要。

　　2. 记忆与学习的过程需要睡眠。

　　3. 睡眠是预防严重的临床抑郁症的必要条件。

　　4. 新生脑细胞的增加需要睡眠。

　　5. 睡眠是预防感冒及抗感染的必要条件。

　　6. 充足的睡眠能预防动脉斑块的形成，也能预防心肌梗死及脑卒中发作。

　　7. 维持并强化控制生命作息的生物钟，需要养成合理的睡眠习惯。

　　对于我们大部分人来说，睡眠所消耗的时间比其他任何形式的休息多很多。为了我们的健康与幸福，睡眠应当占据我们（成人）大约1/3的生活。也许因为我们在睡眠中的行为过于被动，加之当我们睡着时，意识感官也处于关闭状态，所以我们不太重视睡眠带来的巨大作用。如果懂得如何正确地睡觉，我们就能学得更多，记得更多。休息对控制体重也有莫大帮助。睡好了还能很大程度上预防疾病，减轻糖尿病、心脏病、脑卒中、癌症对人体的损害，我们的思维能力也将得到提升，会产生更多新颖的想法。然后，我们就能慢慢开始把心流的理念融入生活中，通过各种方式让活动与休息达到平衡。

在睡眠过程中，身体与大脑一直在自我更新。如果懂得如何正确地睡觉，在哪里睡，以及何时睡，睡得好就很容易实现。这个过程可以变得既愉悦又新颖，它也可能是实现身心重建与复原最重要的一种休息方式。

休息是最原始的自我转化技能，是人类拥有的一种本能。如果学会了以正确的方式睡觉，睡觉可以乐趣无穷。通过做梦，将身体的警觉性与意识全面开启，睡觉可以变成一次奇遇。

睡觉是为了什么？

我们来看看一些对睡眠的研究结论，这些结论都非常有用。

结论 1 睡眠对控制体重至关重要

从 2003 年至 2009 年，对世界各地多人种的研究显示，一天睡眠少于 7 小时的人，尤其是那些睡眠少于 6 小时的人，体重明显增加。这一结果发布后，学者们顺势开始研究人们需要增加睡眠时间的原因。2008 年完成的一些小规模的短期研究发现，晚上睡眠时间增加 30 ～ 60 分钟能减少体重，有些人短期内就能减少 5 ～ 10 千克。

为什么会这样？大量研究均采用减少部分睡眠时间的方法，把总睡眠时间控制在 4 ～ 6 小时，而不是一个晚上睡足 7 ～ 8 小时，或者超过 8 小时。该实验由芝加哥大学的伊芙·范·考特（Eve van Cauter）以及她在比利时的同事共同完成。实验结果显示，减少部分睡眠时间会迅速打乱葡萄糖代谢。葡萄糖是人体重要的能量来源，而且除非人体处于饥饿状态，否则葡萄糖是大脑和血红细胞的唯一能量来源。葡萄糖用错了地方，问题就严重了。人体其他重要的激素也因为睡眠时间的减少而极速转化，比如饥饿素和瘦蛋白素，二者的功能是运行体内的阴阳协调系统，该系统能决定我们的饥饿程度。

大部分减少睡眠时间的研究，都在本科学生中实施。在持续正常睡眠几周后，学生们来到实验室被要求晚上只能睡 4 ～ 6 小时。

几天以后，这些学生开始呈现糖尿病的初期征兆，即使在葡萄糖数值增加后，身体依旧不正确地分泌胰岛素。随着实验在每天晚上持续进行，这种被称为胰岛素抵抗的过程，很快开始急剧恶化。胰岛素抵抗会带来很多不良影响，如下腹部难看的脂肪堆积，它还会让人日后更容易患糖尿病及心血管疾病。

好消息是，睡眠充足时，控制葡萄糖的新陈代谢就非常容易。睡眠充足就是阻止胰岛素抵抗发生的一个主要因素，而胰岛素抵抗也是美式生活产生的祸害。不产生胰岛素抵抗，体内的饥饿素和瘦蛋白水平就不会受到影响，二者能帮助身体了解我们应该吃多少东西（包括要摄入多少糖）。睡得好就不需要吃零食，那些上夜班的人以及经常睡眠不足的人，经常会很想吃甜食。

结论 2　记忆与学习的过程需要睡眠

睡眠质量越好，学得就越多。在过去 10 年中，睡眠研究者对睡眠过程中哪一个阶段能有效改善学习能力，已经有了更清晰的认知。

生命充满节律，睡眠亦是如此。在晚上睡觉的第一个阶段，大概 90 分钟的过渡时间里，人的状态是从浅睡眠进入深度睡眠，再进入快速眼球运动（REM）或称快速眼动睡眠。传统的脑电波研究认为，深度睡眠看起来比较像昏迷状态，但是在深度睡眠过程中，大量的信息被整合处理并转化为可用的形式。类似的大脑工作在 REM 阶段完成。这也是我们唯一能记住的睡眠阶段，主要是因为它有复杂的梦境。如果我们能记住在睡眠的不同阶段我们做了什么、想了什么，我们很可能会认为每一个阶段都处在不同的意识状态中。

最近的动物研究对睡眠与学习的关系提供了很多信息。在鼠类中，大脑巩固记忆痕迹所需的酶，在老鼠进入睡眠状态之前，甚至都不会开始工作。

人类随着年龄的增长，深度睡眠时间逐渐减少，其中男性比女性减少得更多。随着年龄的增长，REM 也会略微减少。我们的睡眠改造计划就包括了一些有助于逆转衰老对睡眠影响的技巧。

哈佛大学的研究团队发现，白天的短暂睡眠——甚至短至 6 分钟的小憩，也能改善记忆力。睡一晚上觉特别有助于人们对复杂的问题做决定。很多人会告诉你，睡个好觉以后，他们做出了人生中最重大的决定，比如要从事什么工作，以及和谁结婚。很多极具创意的想法，包括伟大的科学技术突破，都是我们在睡觉的时候创造出来的。

德国的研究员曾做过一个既有趣又独特离奇的实验。他们让人们在 3 份不同的购车协议中选择 1 份。3 份购车协议很难评估孰优孰劣，但是如果能弄清楚所有的细节，你就会发现有 1 份协议是相对较好的。

研究员在白天给人们做相关测试，然后让他们回家睡一晚上。只要参与者前一晚睡眠充足，他们都能做出较好的决定。

如果你要做一个非常艰难的决定，睡一觉再说吧。

睡眠阶段划分

阶段 1：浅睡眠。虽然对休息很有帮助，但是阶段 1 的睡眠其实非常浅，以至于很多人即便睡了也认为自己是清醒的，因此导致无休止的夫妻争吵，也造成交通事故频发。浅睡眠占正常人睡眠的 5% ~ 15%。

阶段 2：从脑电图（EEG）呈现出有趣的睡眠主轴[1]来看，阶段 2 是人类主要的睡眠状态（大概占 55% ~ 60%）。此时是很多再生过程进行的阶段。

阶段 3 与阶段 4：这两个阶段被称为深度睡眠阶段。此时人体开始产生生长激素，而且大部分学习与记忆的重建也开始发生。在青少年时期，深度睡眠占睡眠时间的 15% ~ 20%，但是在整个成年阶段，其占比会一直下降。

REM：此时也是最"活跃"的睡眠阶段。REM 的特点包括体温控制能力丧失，有高度复杂的梦境，以及大量复杂的学习进程。这些进程均与深度睡眠同时进行。REM 占睡眠阶段的 22% ~ 24%。

然而，事与愿违的是，保持充足的睡眠在美国青少年阶段很少发生。青少年

1　睡眠主轴是一种爆发的神经震荡活动，在脑电图中显示持续时间 0.5 秒或者更长，频率为 11 ~ 16 赫兹。

比成年人需要更多的深度睡眠，可能是因为他们的大脑发育所需。在青少年时期，大脑中可能有 1/3 的神经连接（突触）会死亡，进而被替换。青少年需要 9 小时或更长的时间睡觉，让大脑进行记忆与学习的过程。现如今，很多美国青少年睡眠时间都少于 6 小时。

晚上有太多事要做了——即时通信、上网、发短信、玩游戏。

孩子睡眠不足的另一个原因是，很多学校开始上课的时间很早。如果你的女儿早上要穿衣服、化妆、吃早餐，然后必须在 6 : 45 学校巴士到达之前，站在家门口等候，那么第一节课她睡着了，也就不必大惊小怪了。布朗大学的玛丽·卡斯卡顿（Mary Carskadon）是我的导师，由她牵头的研究项目就提出强烈建议，各学区应当将早上第一节课的上课时间，调整为学生生理更容易适应的合理时间。研究结果表明，学生推迟上学时间后，其学习成绩有所提高。更多的睡眠意味着学生有更好的个人表现。2008 年美国空军学院的研究结果显示，上述结论对大学生也同样有效。睡眠对控制体重也非常重要，增加睡眠能帮助青少年改善身体状态，预防肥胖以及 2 型糖尿病，而肥胖和糖尿病已经是全世界目前主要的公共健康问题。

结论 3　睡眠是预防严重的临床抑郁症的必要条件

当人们睡眠充足时，他们的不良情绪会得以改善。在美国，睡眠越少的人，越容易觉得疲惫，脾气也会变得越暴躁。即使睡眠不足的情况只发生一天，或者更糟糕的情况下，睡眠不足持续几个月乃至几年，上述情况就会发生。当人们获得良好睡眠时，他们会获得更多的幸福感。保证充足睡眠在一定程度上也对预防严重的临床抑郁症有很大的帮助。在过去的 30 年里，抑郁症在美国人群中的发病率增加了两倍，甚至三倍。

数据所体现出的睡眠对情绪的诸多益处，主要都是源自对失眠症患者的研究。在美国实施长期的失眠症调研是非常困难的，因为大部分美国人会四处迁移。而以前，只有 1/5 的美国人每年会搬家。

但是，这样的情况在瑞士很少发生。瑞士人很少四处流动，而且每一个瑞士的自治市会收集数以万计的居民信息，这些信息几乎能覆盖每一个市民。这就使得瑞士的科学家能做一些令人啧啧称赞的流行病学研究。

朱尔斯·安格斯特（Jules Angst）在苏黎世大学任精神病学教授期间，花了很多年跟踪调查失眠症患者。他发现这些人失眠的时间越长就越容易抑郁。安格斯特（他的名字在德语中的意思就是"焦虑"）发现，当人们超过 10 年的时间睡眠不好时，大概有 1/3 的人随之会发展成可确诊的临床抑郁症。

抑郁症本身会引起许多睡眠障碍，不只是让人一夜无眠，就算在白天也会感到极度困倦。一周睡眠改造计划，能教你很多小方法，以确保你在睡眠过程中不仅熟睡的时长足够，也能保证睡眠质量。

结论 4 新生脑细胞的增加需要睡眠

动物睡觉时，会产生新的脑细胞。许多完成分裂并开始生长的脑细胞，都存活于大脑海马体中。海马体体积很小，位于大脑深处，它对存储记忆与学习信息，以及自我情绪的表达非常重要。其实，我们能从过往的亲身经历中体会到，最清晰的记忆通常是情感最丰富的那一段。

2007 年关于新生脑细胞的生长研究就已完成。几所大学在进行该研究时，在老鼠脑部发现了同样的现象，其中就包括约翰·霍普金斯大学。即使再微小的人体脑部活检也会对人产生严重后果，所以该实验为动物实验，但即便如此，研究结果依然令人惊诧。在超过一个世纪的时间里，科学家和学者们一直认为人类与其他复杂的动物都无法制造新的脑细胞。这个学术共识是由皮埃尔·保尔·布罗卡（Pierre Paul Broca）提出的，他是 19 世纪最重要的脑科学家之一，也是第一个详尽绘制人脑图的科学家。

布罗卡曾努力寻找任何一个新生脑细胞，可是每次他都没找到。所有其他类型的人体细胞在死亡后似乎都会再产生新的细胞，但是脑细胞并非如此。布罗卡判定脑细胞是不一样的，它一直不变。

想一想你的大脑在你 2 岁的时候，其体积就已相当于成年人大脑体积的 90%，也就是说你出生之后所拥有的脑细胞数量，几乎就是你这一生所拥有的全部脑细胞了（大脑在其他情况下也有一些奇怪的特征。婴儿的眼睛和头部的比例会让他们的眼睛看起来非常大，因为当我们的身体变得越来越成熟时，我们的眼睛并不会变大）。然而，最近对老鼠的研究显示，老鼠每天晚上都会产生新的脑细胞，主要是在海马体区域。如果不让老鼠睡觉，它们就无法产生新的脑细胞。布罗卡的判定是有误的——人体会产生新的脑细胞，而且就是在我们睡觉的时候产生的。

结论5　睡眠是预防感冒及抗感染的必要条件

众多研究均显示，动物获得正常睡眠时，其体内抗菌与抗病毒能力表现更为良好。在动物受到细菌感染时，睡眠不足经常会导致死亡率增高。卡内基梅隆大学在2009年公布的数据显示，良好的睡眠还能抵御已经高度进化且无处不在的人类公敌之一——普通感冒。

曾有几名成年人记录了他们两周的睡眠情况，然后自愿让技术人员直接把冷冻的病毒慢慢滴入他们的鼻孔。该研究的对照组由一晚睡眠达8小时或者以上的人群组成。而睡眠少于7小时的人，他们感冒的人数是对照组的3倍。

人们的有效睡眠率，同样也会对其抗感冒的能力产生巨大的影响。在自主提供睡眠报告的人群中，有效睡眠率在92%或者更低的人群，其感冒人数比有效睡眠率达到98%或者更高的人群，高了近6倍。

有效睡眠率是怎么计算的？幸运的是，这项数值的确能算出来。它的计算公式为：

$$有效睡眠率 = \frac{睡眠时长}{躺在床上的时间（从想睡觉时开始）}$$

如果你看到调查结果就会发现，大量的美国人和欧洲人的报告都显示，其有效睡眠率小于92%。若一晚睡眠时间为8小时，也就意味着他们总共有38分钟或更长的时间是醒着的，这些只是被测者主观判断的数字。除了失眠症患者，人们主观提供的睡眠数据，通常会比实验室做睡眠测试所获得的数据要高，因为实验室中的脑电波监控器可以监测出大脑实际睡了多少时间。

如果一名被测者的主观有效睡眠率能达到92%，其实是相当不错的。当你在漫长的冬季下午，想尽快完成工作时，你开始咳嗽、鼻塞且感到全身疼痛，你会担心完不成这些工作，还会想到晚上你的孩子和伴侣希望你做的事，这些是你每天都要考虑的事情。休息不只是恢复精力，还是身体防御系统抵抗病毒的第一道防线，它能保证你的免疫系统持续运作。所以，休息能预防感染。休息好了，身体就能保持良好状态。

结论 6　充足的睡眠能预防动脉斑块的形成，也能预防心肌梗死及脑卒中发作

我们都希望体内任何部位都不要产生斑块。牙菌斑只破坏牙龈，但动脉斑块却能致命。动脉斑块是诱发大部分心肌梗死及脑卒中的基本因素。对我们来说较为幸运的是，良好的睡眠可以在心肌梗死及脑卒中的初始阶段防止病发。

斑块是堵塞体内动脉的胶状物。当发炎的白细胞进入动脉壁并在细胞内塞满脂肪时，斑块就开始形成了。白细胞随即变成一种奇怪的生物体，名为泡沫细胞。大量的泡沫细胞开始形成斑块，动脉变得越来越狭窄，它的横切面也不再是圆管形，而是变成细小的不规则管形。

但是，心肌梗死的主要成因，并非由人体内动脉斑块导致的，而是因为体内动脉通道狭窄了，有时候狭窄的程度甚至都难以察觉。在标准的心脏血管检查中，患者表征都很正常，但危险的情况随时可能发生。在血管壁上大量附着的斑块，可能会突然涌入动脉中，进而导致血块形成并造成动脉痉挛。即使你的冠状动脉在检查中，看起来状态良好且没有异常，但如果在错误的地方突然涌出大量斑块，比如出现在一些运送起搏细胞的微小冠状动脉中，你可能就会突然死亡。遗憾的是，这样的事经常发生。心血管医生或许会给达到 70% 堵塞的动脉做支架，但是真正对公众健康造成伤害的，其实是在不太狭窄的动脉上所发生的病变。

因此，如果你真的想要预防血管斑块的形成，就应该好好睡觉。2009 年，芝加哥大学发表了一篇研究论文。研究人员历时 5 年时间，跟踪调查了 35 岁到 50 多岁身体健康的男性与女性。部分研究结果着实令该论文的作者震惊。他们发现，睡得越少，身体里的血管斑块就越多，其数量多到足以造成严重的冠状动脉狭窄。每晚睡觉时间平均只有 5 小时或者少于 5 小时的群体，其冠状动脉狭窄程度会急剧上升。而且，夜晚睡眠时间只要少于 7 小时，体内的血管斑块形成速度就会显著加快。大部分职业女性表示，她们现在晚上的睡眠时间只有 6.5 小时左右。

该实验参考的内容，不只是被测者自己提交的睡眠报告，不过他们报告的结果却非常接近在睡眠实验室中所记录的被测者实际睡眠时间。参与实验的被测者戴着手腕记录仪——一个像手表一样的小物件，研究人员通过这个记录仪

能够知道被测者在白天和夜晚肢体处于移动状态的时间。因为人们在睡眠中的肢体移动比清醒时少得多，所以手腕记录仪可以提供一个相对准确的总睡眠时间近似值。在芝加哥大学的研究中，从青年到中年的男性与女性，其睡眠时间比他们所想的要少得多。当然，大部分人都是非自愿性原因造成睡眠时间少于 5 小时的，他们可能要照顾孩子，或者有许多工作要做，等等。

你想血管干净无斑块吗？那就好好睡觉吧。

结论 7　维持并强化控制生命作息的生物钟，需要养成合理的睡眠习惯

人们在晚上的不同时段都能获得一个健康的睡眠，白天也可以做到。你只要知道什么时候要睡觉。

大多数包括很多睡眠医生都认为，我们要把所有的睡眠集中到晚上，要形成一个统一且不被打断的睡眠过程。人们对一天只睡一次的期许，也成为失眠症的主要成因，更何况现在人们还把理应睡觉的时间缩短了。对获得完美睡眠的关注，也造成了一些常见问题，临床医生称其为心理与生理性失眠症。这种情况造成无法入睡的原因是，人们担心自己无法获得足够的睡眠。心理与生理性失眠症常见于在职的母亲以及专业人员。

其实，在白天与夜晚的几个自然时段，我们都可以进行睡眠。当然，睡眠质量非常重要，人们可以在想睡的时间获得较好的睡眠。但是，自然睡眠并不一定在夜间的某个阶段发生，甚至不是在夜间的 2 个时段发生。在一天 24 小时里，睡眠可以自然而然地发生在任意 2 个或 3 个时段中。正常人的睡眠大约一天能出现 3 次。

关于自然睡眠的数据可以追溯到很久以前，甚至能追溯到工业时代之前。在蜡烛作为主要照明工具的年代，大部分人一晚上睡 9.5 小时甚至更多。研究历史文献中的记载可知，很多人睡到中午才起床。然后，他们在房间里或者躺在床上和别人聊天（床很贵，所以一家人往往同床而睡）。起床以后，做些家务，或者在回去继续睡觉之前思考一下人生。

在蜡烛出现之前，人类其他方面的生活方式也有所不同。美国精神健康研究所最近的研究，就试图在实验室中还原居住在洞穴里的祖先是怎么睡觉的。参与实验的被测者需要进入一个经过特殊设计且没有日光的环境里。在实验室

里，研究人员要求被测者根据人造日出日落的环境，实施每个"夜间"的睡眠。

托马斯·威尔（Thomas Wehr）在美国专业睡眠协会的年会上报告了部分研究结果。该协会于每年春天举办会议，因为主题与睡眠有关，所以每年都会在美国的某个散发春日困倦气息的城市举行。威尔说，研究中大部分的被测者都在午夜时刻醒来，思索自己做的梦境。有不少人描述了夜间的神秘体验。

研究结束后，有些被测者希望研究能继续下去，他们从未感到自己如此机警敏锐。另一部分人描述道，他们感受到一种完整感与充实感。令人惊讶的是，这种感觉与狩猎采摘部落成员描述其个人与自然的关系非常相似。

许多人都会在午夜时分醒来，思索自己的梦境后再继续睡觉。也有人会在白天的固定时间睡觉。小憩，或者午睡是很常见的现象，地球上超过 10 亿人都有午睡习惯。在过去，即工业化之前，几乎所有的人每天都会小憩或午睡。为什么？因为人体的构造要求我们这样做。

我们体内的生物钟是控制我们入睡时间的主要因素。罗马有句俗语："时间控制着生活。"的确，人体内的生物钟就是生命的"电枢"。

下午时分，我们大部分人都会犯困，这是正常的。这个现象是因为受到人体内核心温度的影响。当体内核心温度上升时，人会更加机敏警觉；当体内核心温度下降时，人就会昏昏欲睡。

下午时分，人体体温变化平缓。这就让我们，至少是我们大多数人，开始进入睡眠状态。

小憩有很多作用。它有助于你度过一个漫长的工作日，在周末你想弥补平日的睡眠不足时，能让你迅速恢复精力。小憩还能让你以不同的视角，看待眼前的烦琐杂事。即使是短暂的小憩，也可以改善记忆力（第四章会介绍关于精神休息中的小憩和类似小憩的内容）。

如果想一秒入睡，一觉到天亮，当然也可以。但是，你并不需要这样，也没必要这样。晚上起来去趟洗手间，再回房间读几分钟书，然后继续睡觉（不要看着钟表），又或者下午睡个小短觉，都是完全没有问题的。用何种方式取决于自己体内的生物钟。睡觉的模式有规律，何时睡醒以及何时入睡，这才是真正重要的事情。

因为某些原因，人体的生物钟在规律地运行着。生命是充满律动的，睡眠也是如此。为了知道何时入睡，了解一些体内的韵律很有意义。

律动、睡眠和音乐——你的身体时钟

你是否曾经好奇过，为什么几乎所有人都很享受音乐？从生理的角度看，音乐看似非常多余。尽管有许多天赋异禀的音乐人才，比如汤姆·琼斯（Tom Jones）、巴瑞·曼尼洛（Barry Manilow），以及枪与玫瑰乐队，但他们真的推动了人类的进化吗？

进化生物学家可能会说：嗯，是吧。看看鸟类，它们鸣唱的时候，通常都很浪漫。具有音乐天赋的雄鸟，不仅向雌鸟展示了其独创能力与认知能力，而且以一种最有效的方式证明了自己的身体非常健康。雄鸟还通过其极具个性化的旋律向雌鸟宣告，它将会是最佳的伴侣。因此，鸣唱更具音乐性的雄鸟，更有可能获得理想的雌鸟的青睐。

对鸟类来说，这种方式是行之有效的。人类的一些现象，比如对摇滚乐、流行乐、爵士乐明星的记忆，或许都能表明，上述进化理论也适用于人类。受大众欢迎的歌手确实更容易找到女朋友。其实，还有一个更简单的解释。

生命具有时间性，我们的生活也有律动性。

在人类生命中，几乎所有的生理进程都是循环往复的。有些循环比较快，比如神经细胞之间神经递质的流动就属于毫秒级。一些其他类型的人体循环则要持续数年。其中一个显著例子就是人体的成熟过程，从出生开始到青春期，再到中年乃至中年之后才结束。有些循环过程的周期在一个月左右，比如女性每个月的月经周期。

人类天生带有音乐性的原因之一是，人体内的细胞与器官之间信息交互方式具有节奏性。我们说话也带有节奏性，每种语言都有不同的爆破音，产生语流的起伏变化。我们的日子也在日常活动的节奏中不断流逝着，从我们睡醒时开始，进食、工作、移动，到入睡时结束。

正如生命带有律动性一般，休息也是如此。比如，我们可以把睡眠（当然还包括各种形式的主动休息）当成日常生活的一种调节或者间歇，休息好了，生活才会变得更富有音韵美。

在众多人体的生物节律中，人们研究得最多的是昼夜的节律变化。空中翱翔的猛禽，以及生活在太平洋海沟深处、水下 5000 米的生物，都在按照 24 小时的节律生存。该生物规律被称为昼夜节律（Circadian Rhythms，拉丁语，指大约一天）。

地球生命的一个基本构成要素就是昼夜节律。在这个星球上的所有生命体，存在多种内部调节昼夜节律的方式，而且不同的环境条件造就了不同的节律。人类已经将这些昼夜节律内化为生命基本构成的一部分。

科罗拉多大学研究人类基因的科学家曾在 2008 年的报告中指出，大概 98% 或更多的基因都依照 24 小时的周期运行。生命是有时间性的，睡眠以及其他休息方式也是如此，都在依照昼夜节律运行。昼夜节律对我们的行为与日常表现产生了巨大影响。你想在体育赛事中创下个人纪录吗？试试在下午五六点，或者晚上六七点运动。你想减肥吗？考虑一下吃丰富的早餐。你想靠短期记忆，在死记硬背之后考个好成绩吗？试试早上参加考试。体内的时钟通常决定着我们什么时候最适合做什么事，不论是思考、进食、减肥、睡觉，还是为了保持最佳记忆力而读这本书（试试在晚上阅读，能获得更好的长期记忆）。

不同人的夜晚是不一样的。或许我们都以 24 小时为周期，但是我们每个人有自己的节律，有不同的开始与结束的时间。

云雀与猫头鹰

我是一个习惯早起的人。我一般都在带闹钟的收音机开始播报时苏醒，或者在播报之前就已经清醒。大约 1/3 的美国人每天都会有类似的情况。我在早上 6 点苏醒，而我的许多朋友认为这个时间相当于他们的午夜。

每当朋友让我超过晚上 11 点或者午夜时分还不能睡觉，他们会跟我说他们胜利了。我的朋友也见过，每当超过晚上 10 点时，我就开始两眼无神，因为这是我习惯的入睡时间。我想要保持清醒也很容易，喝茶或者吃很多巧克力，但是我依旧在第二天早上 6 点醒来。如果我睡得很晚，第二天就会不太开心，整个人都脾气古怪、行动迟缓，还反应迟钝。我有很多病人在接受治疗之前，都抱怨自己处于这种状态。

猫头鹰与云雀，代表着夜猫子与习惯早起的人，他们生来就有自己的节律。人体中有很多基因决定了我们的活跃时间究竟是一天 24 小时的哪个部分。

因为我们日常工作的世界主要迎合了云雀群体的需求，所以一个猫头鹰类型的人就会面对许多棘手的问题。我有许多猫头鹰类型的同事告诉我，他们倾向于和其他猫头鹰类型的人交朋友，尤其是在他们十几岁到二十几岁的时期（请记住，青少年睡得更晚且睡得更久）。在大多数情况下，猫头鹰类型的人会和其他猫头鹰类型的人交朋友，是因为他们通常在深夜聚会中相遇。此时，其他人都准备回家或者早已离场了。

友谊、爱情、工作等，都可能以猫头鹰群体为中心。我年复一年地找一个云雀类型的爵士乐音乐家，最终，我还是找到了一个，他喜欢早上 7 点起床。他热爱爵士乐，喜欢作曲，也非常喜欢他音乐圈的朋友。但是，两年以后，他还是放弃了专职做爵士乐。

大部分人群既不是云雀类型，也不是猫头鹰类型，而是介于二者之间，其中一部分群体，有些人称其为麻雀类型，另一些人称其为蜂鸟类型。这些人是电视新闻、戏剧、美国国家橄榄球联盟所迎合的群体，他们的入睡时间在晚上 10：30 到 11：30，起床时间是早上 8 点以前。

要想弄清楚自己是云雀类型、猫头鹰类型，还是麻雀类型的人，请翻到第七章做一个完整的生物时间测试便能知晓。让你的女朋友或者男朋友也看看吧，猫头鹰类型和云雀类型的人婚姻的离婚率确实会高一些。

但是，如果你只想知道应当何时入睡、何时苏醒，也可以试试下面的快速生物时间测试。

你正在享受生命中一段美好的假期。你想休多久就休多久，而且没有后顾之忧，也没有肩负要务。你手上的钱比你需要的还要多。准确地说，你每时每刻都能做自己喜欢的事。

此时你会何时入睡？

晚上 8 点到 9 点？

晚上 9 点到 10 点？

晚上 10 点到 11 点？

晚上 11 点到午夜？

午夜时分到凌晨 1 点？

凌晨 1 点到 2 点？

凌晨 2 点到 3 点？

请将你倾向的入睡时间写在这里：_____

你正在享受生命中最美好的一段假期。你所做的所有事都是你想做的，也是以你喜欢的方式，在你喜欢的时间做的。睡醒之后，你感觉到神志完全清醒且充满活力，这对你来说是非常重要的。而且，你要根据身体所需，保证足够的休息时间。

此时，你会何时起床？

早上 5 点到 6 点？

早上 6 点到 7 点？

早上 7 点到 8 点？

早上 8 点到 9 点？

上午 9 点到 10 点？

上午 10 点到 11 点？

上午 11 点到中午？

中午到下午 1 点？

下午 1 点到 2 点？

请将你倾向的起床时间写在这里：_____

好了，现在你有了一个比较清晰的概念——什么时候是生理上应当入睡的时间。但是，在开始一周睡眠改造之前，你需要再问自己一个问题。

我需要睡多久？

你需要睡多久？只要感觉休息好了，神志清醒又充满活力就足够了。然而，许多人认为睡眠与休息是浪费时间，这着实让我大吃一惊。许多总裁、医生或者会计都说他们缺乏睡眠，而这似乎是一种努力工作、尽职尽责、具备卓越心理调节能力的表现，或许也是男子气概的表现。多年以前，我曾听一名心血管医生扬扬得意地自吹自擂他的生活发生的改变，他刚接手了另一家大学的心血管部门，他说："我以前晚上睡 3 小时。现在我 1 小时都不睡！"

电灯、电话，还有网络，在其各自出现的时代，都被证明是极具革命性的技术。休息也是一种革命性的技术，而且是作用最大的一种。更重要的是，休息是想做就做，随时能做的。因为休息好了（如果休息方式正确的话），身体就能重建体内蛋白质，体内的细胞就得以更新换代，还能在大脑中创建新区域，然后它们开始重新连接、重新组织，最终让你焕然一新。

事实证明，需要多少时间睡眠才能感到休息充分了，个体之间存在很大的差异。没有哪个数字能适合所有人。42 岁女性的平均睡眠时间不需要达到 8.2 小时或者 7.3 小时。你的睡眠需求由你的身体决定。

2008 年的一项研究声称，寿命与睡眠时间长短密切相关。每晚睡眠超过 8 小时，尤其是睡眠时间为 9 小时或者更长的人，其寿命比每晚睡 7～8 小时的人更短。

一位女士在读完这篇文章之后给我致电。当时她并没有意识到睡眠时间超长的群体中，有大量已罹患慢性病的人，这也是该群体死亡率增加的主要原因。她告诉她那 70 多岁的丈夫，他睡得太多了。这位女士很仔细地监测丈夫的睡眠，并且把他的睡眠时间控制在"最大存活率"8 小时以内。但是，她的丈夫很快就变得沮丧、疲倦、暴躁，而且非常嗜睡。其实她的丈夫只需要遵照自己身体正常分配的睡眠时间去安排作息就行了。有些人的身体复原时间是比别人长的。

一个人的睡眠需求，就好像他的发色一样，具有很强的遗传性。2009 年有人曾研究过一对具有罕见 DEC2 基因类别的母女。目前，DEC2 基因对昼夜节律的作用仍不为人所知。研究结果显示，从晚上 10 点到凌晨 4 点，母女二人一晚 6 小时的睡眠过程都非常正常平稳。她们平时就是这样睡的。

在我读大学的时候，我曾经对一位学长的睡眠时间感到震惊，他每天晚上都能美美地睡至少 10 小时。

"你不觉得睡得太多了吗？"我问他。

"不会啊。我太喜欢睡觉了，太舒服了。每次我醒来都觉得特别爽。"

学长是一个风趣机智的家伙，但是他也担心他付出的努力不够。阿姆赫斯特大学可不是由那些每天晚上浪费 10 小时睡觉的人组成的。

他早期的工作是帮教师批改学术论文，而不是像我们其他人一样进入专业学院或者研究生院继续深造。以这样的方式开始职业生涯，似乎预示着不那么美好的未来前景。可是最后，他成了知名商学院的教授，然后又成了一个企业家，最终成为一名金融奇才与慈善家。作为一个需要大量睡眠的人，睡觉似乎并没有阻碍他的发展。

我的同事李所代表的，正是对睡眠需求完全相反的另一个极端。他每天只需要睡两三小时就觉得够了，即使年龄增长了，他觉得睡 4 小时也足矣。

有一次他和一个同事一起写一本书，但是时间不太充裕。为了能在截止日期前交稿，他们两个加班加点努力工作。有一次他们写到凌晨 1 点以后才结束，两个人都睡在李的公寓里。之后，李把他的朋友又叫起来继续工作，而此时是凌晨 4 点。

"你疯了吧！"他的朋友叫嚷着，然后盖上被子继续睡觉。

李当然还是继续工作。他年轻时做实习医生的时候，就能值 36 小时的班，而且不会有强烈的疲惫感。大部分晚上，他可能只睡 1 小时，但是就是这 1 小时的睡眠，足以让他觉得神清气爽。他经常每天早上起来查房，而且目光炯炯有神，态度热情诚恳。然而，其他人却困得几乎睁不开眼。他告诉我，其他实习医生都恨他。

你到底需要睡多久，才能在苏醒后满脸笑意地面对世界，为自己还活着而兴奋不已，同时为接下来学习更多休息的知识而准备就绪呢？

为了回答这个问题，请想想你是如何过周末的。

睡多久才足够：周末的奇妙之处

人类进化过程中并没有周末的概念，但是对很多美国人来说，如果有周末的话很好。在四处奔波的漫长工作日里，我们气喘吁吁地试图做完所有的事。此时，我们真心期待着周末的到来。

周末如此受欢迎的其中一个原因是，大部分人相信，我们可以在周末做更多我们喜欢做的事。遗憾的是，这个想法并不总是对的。周末如此宝贵的一个主要原因是，我们真的需要在周末休息。和朋友慢悠悠地吃个午饭，躺在床上看书，享受周日的悠闲，或者和妈妈以及孩子们打个长长的电话。当然，还有对我们大部分人来说是最好的事——睡懒觉。

自从美国的职业女性每日平均睡眠时间大概只有 6.5 小时（她们当然想多睡一会儿）开始，她们通过睡眠使身体复原的主要时间都在周末。尽管有时候她们能在中午获得一些额外的睡眠时间，但大部分人还是通过睡懒觉使身体恢复状态。

很少有人意识到睡懒觉是具有危害性的。许多人都会在周六与周日的早上起得很晚，然后到了周日晚上才发现，他们第二天早上必须早起上班，这时心里就会产生一丝恐惧。此时，大部分人会试图按照与工作日相同的作息时间上床睡觉，但是，躺下却睡不着。

因此造成的结果是，周一早上变成了美国的"致死"时刻。对大多数美国人来说，心脏病的致死概率此时上升了 5 倍。加之周末活动造成的生物钟紊乱，周一早晨变成了美国死亡高峰期。

幸运的是，这种过高的死亡率很容易降低。休息好能让人感觉精力充沛，当然也能让人活得更长久。

周末睡眠

对你来说，周末可能只是另一种形式的工作，或者是一个旋风式的奔忙之旅，因为你要带孩子去踢足球、参加乐队排练、声乐训练，还要在购买生活必需品的间隙去剪个头发。现在，我希望你想一想，假如你有一个时间充裕的周末，能按照自己的需求休息，它应该是怎样的。

试着回忆一下那些极少有的，但又无比放松的周末。如果可以的话，试着回想一下令人愉悦的周五和周六的夜晚，你平静地沉沉睡去的时刻。然后，试着想一下，第二天早上你是几点起床的，不是为了遛狗而起来，而是你真的睡到自然醒，准备开始新的一天。

那样的周五和周六的夜晚，你睡了几个小时？

请把数字填写至此：＿＿＿＿＿＿＿＿

然后，加上在平静且放松的周六和周日白天午睡的时长。

请把数字填写至此：_____

现在，把所有的数字加起来，包括晚上睡觉和白天午睡的时间。

请把数字填写至此：_____

最后，除以 2，再把结果填写至此：_____

睡眠需求——周末睡眠时间计算法

由周末睡眠时间计算法得出的结果能比较合理地估算出你需要睡几个小时。

这个数字看起来是不是有点儿大？要知道，它很可能包括一些让身体恢复的时间。在这段时间中，为了实现自我重建，身体需要足够的休息时间。然而，这个数值或许比工作日的睡眠时间长，更接近于实际需要的睡眠时长。

如果这个睡眠需求时间看起来太多了，想一想你上次放假是什么时候，可能是很久以前了吧。我所说的放假并非指你透过旅游巴士的窗户浏览 13 个欧洲城市的风光；或者在平安夜急匆匆地走亲访友，然后在 12 月 31 日匆忙赶回来核对自己的税单；又或者为了让孩子们高兴，而游遍犹他州的每个国家公园。试着回忆一下，你真正拥有的假期，一个能好好休息的假期，而且假期后让你感到焕然一新，轻松惬意。

现在，设想一下你身处假期的最后几天，你发自内心地觉得休息很充分了，而且有足够的睡眠时间。在这最后几天，算上晚上的睡眠时间以及午睡的时间，你有多长时间是在睡眠中度过的？

请把数字填写至此：_____

睡眠需求——假期睡眠时间计算法

当你用周末睡眠时间计算法和假期睡眠时间计算法估算睡眠需求时，你的睡眠需求时间是否近似呢？如果不是的话，也无须烦恼。许多人在假期时睡得比周末多很多，只有少数人是相反的。

如果这两个不同时期的数字不太一样，来试试这个方法：将周末睡眠时间计算法所得的数字，加上假期睡眠时间计算法所得的数字，然后除以2。

请把数字填写至此：＿＿＿＿＿＿＿＿＿

睡眠需求——平均睡眠时间估算法

这是另一个近似值，它表示你的身体告诉你，你需要多少睡眠时间。

这个数字还是太大了？是不是觉得不可能有那么多时间睡觉，因为醒来你还要履行你必须承担的职责？如果是这样的情况，你或许可以现在就看一下本书第十章的内容。如果因家庭事务与生计所迫，需要你睡得比估算出的睡眠需求时间少，可以把睡眠需求时间减少半小时。

现在，你对自己的身体需要多长时间的睡眠，已经有了比较清楚的了解。对于大多数人来说，躺在床上的时间应该是介于7.5小时到9.5小时。其中，大概85%～94%的时间是真的处于睡眠状态（不要担心，提高睡眠质量的方法也是睡眠改造计划的一部分）。

你现在知道了，你的身体更倾向于在什么时间去寻找床铺或被褥，然后开始睡觉。这些时间是否与你实际的入睡时间和起床时间一致呢？

它们不一样吗？那就把你的时间调整过来，让自己有机会睡个好觉。

设想一下，如果每天给自己足够的时间睡觉会发生什么。你可能会学得更好，减肥更容易，记忆力得以改善，还能预防感染、心脏病以及脑卒中，你的情绪或许也会变得更好。稍加训练，你会开始感觉越来越好。

想想睡眠给你带来了什么。休息是恢复与重建的过程，这些过程大部分都发生于睡眠时。

好吧，现在你差不多准备好开始实施睡眠改造计划了，但我还是要讲一下一个特殊情况——青春期。

青春期的特殊情况

大多数人并没有按照他们自身的睡眠需求分配足够多的时间上床睡觉，而青春期是一个完全不同的身体变化过程。我们人体的一部分设计规则就是，当我们处于青少年时期时，我们比较晚睡，又比较晚起，而且需要的睡眠时间也更长。

如果你想知道更多可能造成这类生理异常现象的原因，可以思考一下大脑的发育过程。根据伊尔文·费恩伯格（Irwin Feinberg）的研究得知，青春期大约有30%～40%的突触连接（神经细胞之间的物理连接）会发生断裂。然后，神经细胞之间再重新建立连接。当青春期开始时，身体很快就会使大脑处于变化无常又混乱无序的状态。有些人要经历几年的时间重建大脑内部连接的秩序。此后，大脑建立的许多连接都是新增加的。

而且，不同于成年人的大部分脑部变化情况，青少年的脑部改变是清晰可见的。青少年有不一样的行为表现，他们的身体逐渐变得丰满或块头越来越大，个子越长越高。这个过程需要几年时间。前额叶是大脑中做出计划与判断的关键部分。青少年的前额叶可能要等他们20岁出头才会成熟。所以从生理角度来看，青少年更容易发生交通意外也就合情合理了。在这段时期，他们会开始参与奇怪的校园仪式，比如大学里特别折磨人的一些入会仪式，而且他们随时都有可能参加危险的打斗。

尽管年轻时的冒险行为，以及不靠谱的判断力都是自然而然发生的，但往往该时期造成的最终影响，比青少年自认为的要严重得多。他们很少给自己足够的时间休息。青少年通常需要平均9.5小时的睡眠，才能让自己在美国学术能力评估测验（SAT）考试时表现得稍微好一些，但是他们许多人还是选择只睡6小时或者更少。他们喜欢晚上一边看电视，一边玩电子游戏，一边听苹果随身听（iPod），又或者他们吃着垃圾食品、喝着含咖啡因的苏打水时，发着短信。他们在这些方面的整体表现，比做任何与作业相关的任务（作业很无聊，但还是可以在发信息的间隙做一点儿）或者睡觉（睡觉实在太无聊了）都要好得多。所以，不论是在高中还是在大学里，大量青少年会在早上上课时睡觉，也就不是什么奇怪的事了。因此，美国高中生在学习与思考能力方面的国际排名比较低。

成年人也不喜欢花费太多时间睡觉。当人们可以看深夜电视剧、周一晚间的橄榄球赛、减肥宣传片，以及非常经典的20世纪50年代的电视剧重播时，为什么要睡觉？

现在你知道必须睡觉的原因了，也知道个人喜好的入睡时间和起床时间，以及自己到底需要睡几个小时了。

那么就现在，开始自己的一周睡眠改造计划——7 天以不同的方式休息。

第 1 天：在你喜欢的时间起床

起床是很难的，因此，最好在自己的身体真的想起床的时候再起来。

何时起床？

在你喜欢的时间起来，我在前文中已帮你做出决定了。

如何起床？

你可以买各种款式的闹钟，闹钟要有持续唤醒功能，而且操作方便。闹钟收音机的效果就不错。你可以把闹钟设置成任何自己喜欢的广播电台，不论是艾瑞莎·弗兰克林（Aretha Franklin）音乐频道、英国广播公司频道（BBC）、美国国家公共广播电台，还是加拿大广播公司频道（CBC）等，都是不错的选择。音乐是一个很好的唤醒工具，因为它能以有活力且自然的节奏让你在清晨时分苏醒。

还有其他效果奇佳的闹钟，如你的丈夫（妻子）。只要这个人是守时的，就可以让他（她）以舒适关爱的方式叫醒你。当然，如铃声一样响亮悦耳的高音风铃，也能迅速把你唤醒。如果你属于睡得特别沉，而且很难睡醒的人，在紧要时刻，也可以使用带嗡鸣与振动的闹钟。

不好用的"闹钟"

有些"闹钟"的唤醒方式十分让人不悦，但通常能持续起效，其中就包括猫和狗。虽然所有的动物都有自己的昼夜节律，但是猫和狗的 24 小时节律与我们大不相同。猫和狗喜欢睡得很久，它们可比我们的睡眠时间多得多。猫和狗一天通常要睡 12 小时甚至更多，而且大部分睡眠时间都在白天。

尤其是猫，它似乎特别乐于从高处跳到人的头上，砸到人的胸口上，或者一直喵喵叫，直到你能给予它足够的关注。不同的猫保持清醒状态的时间大不相同，但是一般都始于午夜时分。有的猫会毫无规律地在凌晨 3 点或者 4 点，又或者在早上 7 点把人叫醒，这完全取决于只有它自己才知道的习惯与规则。

猫希望你按照它的习惯醒来，也许只是因为你不让它进入你睡觉的地方。

狗也可能在白天或者夜晚的任何时间把人叫醒，但是它把人叫醒的缘由通常都与自然界的紧急状况有关。幸运的是，狗比猫更容易训练。一些经过特别设计的门，就是为了让狗（或者其他宠物）能自己出门玩耍。采用这些家居设计，或者给狗做好行为引导训练，足以确保你的狗能让你睡够。

小孩子的行为也可能像一个不好用的闹钟。这种情况多见于 4～5 岁的孩子。这个年龄的孩子正处于害怕"恶魔"，所以晚上不敢睡觉的阶段。他们会经常做一些噩梦，这些梦不但反复出现，而且着实吓人。有时候你不得不彻底让自己清醒过来，然后走到衣橱边向孩子证明"恶魔"真的走了。随着时间的推移，孩子应该可以独自入睡，也不再会半夜把你叫醒。因为孩子比大人需要更多的睡眠时间，所以很多时候，这个问题是可以解决的。

何处入睡及醒来？

最好能找到一个舒服、微冷、黑暗的地方睡觉。你可以选一个身体感觉舒服的床垫或者被褥，周围的环境噪声最好相对较小，然后美美地睡一觉。然而，21 世纪生活的一个主要特点就是，噪声会把人吵醒。温度只要高于 75 华氏度（24 摄氏度），人就会因为感到闷热而醒过来。60～68 华氏度（16～20 摄氏度）这种较冷的温度能大大改善人的睡眠。光线也特别容易让人苏醒。

我们对光线极为敏感。光线对健康有一定影响，大部分都是积极的作用。但是，午夜时分对光线还是得坚决防范。即使在夜间只有几秒钟到几分钟的光照，身体都会停止产生褪黑激素（一种在黑暗条件下产生的激素）。为了确保睡眠的连续性，必须保证分泌褪黑素的物质能在整个晚上保持强劲的势头。

如果你选择入睡的地方没有遮光窗帘，或者有太多光线透过窗户照射进来，一个简单的方法就是戴个眼罩。眼罩是一种能遮盖眼睛的物品，可以用一个松紧带绑在头上防止滑落。在长途飞行的航班上，还有午睡时，眼罩就派上用场了，因为人类对光线太敏感了，即使把眼睛闭上，还是能看见 1/3 的光。在常规情况下，低亮度的夜灯能产生 50 ～ 100 勒克斯的光线，而在晴朗的白天，太阳能释放出 50 000 甚至 100 000 勒克斯的光线。

还可以附加一个小操作，就是在晚上把所有的钟表都藏起来。频繁看钟表会让人不容易安睡。

与谁一起睡觉？

这一点必须根据个人的入睡偏好决定。在西方国家，在孩子 3 岁或者 4 岁之后，父母通常就不再与其一起睡觉。在亚洲一些国家，孩子可能在青春期以前都睡在父母的床上。

纵观人类历史，人们共同入睡是一件很常见的事。床很贵，空间也很宝贵。但是，最近的科学研究显示，当人们自己一个人睡觉时通常睡得更好，或者至少能有更高的睡眠质量。

很多夫妻不愿独自睡觉，他们会很想念自己的配偶，希望有个温暖的人能触摸、拥抱、拌嘴。但是，在讲究实用性的英国，有给已婚夫妇提供的可分开睡的床。

睡醒之后做什么？

拉开窗帘，让阳光照进来。即使在阴天的时候，你也会惊讶于外面那么亮。

阳光会重置我们的昼夜节律，它有着强大无比的能力，能重设我们的生物钟。黎明的曙光比起之后的光线，对我们有更大的影响力。比如，晨光比夜晚的光线更能改善人的情绪。晨光可用于预防与治疗季节性抑郁症。在冬季，季节性抑郁症的轻微表现可以影响北半球 25% ～ 50% 的人口，在美国北部地区尤为如此。

通过重新设定体内的生物钟，晨光也有助于你整个身体进入同步状态。倒时差时，不同的器官都在按照不同的生物钟运行。晨光可以重新设定整个身体的系统，把各个器官调回同步状态，让身体在当天可以处于较好的生物节奏中，做自己想做的事。

一旦你拉开了窗帘，就开始动起来吧。拉伸一下身体，做一些瑜伽或普拉提动作，在家里来回走一走。如果可以的话，和家庭成员聊聊天或者出去社交一下，因为这些活动都有助于你重设体内生物钟。如果时间和环境允许，起床后走到户外去，让自己沐浴在晨光中，这样或许能瘦腰与减重（见后面章节的晨间脑部热身活动）。或者，如果你喜欢的话，可以去室内健身房骑动感单车或锻炼身体。

之所以要动一动，是因为你是在大脑较冷的状态下醒来的，此时大脑的温度比之后的时段要低些。锻炼是指任何一种身体自愿使用肌肉的行动。锻炼可以增加流入大脑的血液。散步和有氧运动有助于提升体温，并加快全身血液流动的速度。为了你自己好，为了你的孩子好，也为了家庭和谐，你需要尽快给大脑热身。

难以依从身体倾向的生理睡醒时间该怎么办？

睡眠改造是一种改变睡眠习惯的过程，能够改善你的学习能力、机敏性，控制你的体重与情绪。即使睡眠改造有这么多好处，依然有许多人找无数理由，不愿意尝试一下睡眠改造。

有一些情况情有可原。如果你的身体适合在早上 7 点起来，但是你的工作从 6 点半开始，或者如果上班迟到，就会没有工作、没有健康保险、没有房子，也许还会没有伴侣，在这些情况下，若想早上 7 点起床，是不可能的事。

同样，孩子通常必须根据学校上课时间决定起床时间，这个时间对他们的生物钟来说是很荒谬的，而女孩为了化妆和挑选衣物会比男孩还早起些。我们尽力尝试让自己在倾向的生理时间起床，而工作和上学往往会使这些尝试化为泡影。生理适宜的睡醒时间，是指我们的身体希望并需要维持良好状态的起床时间。

你需要做什么？你只能妥协。如果上班时间是 6 点半，你就不得不很早起床。早上的体育运动与光线，能让你相对轻松地适应不合乎自身规律的早起时间。幸运的是，晨光的力量非常强大。伴随着晨间运动，晨光可以帮助你重设生理睡醒时间，让你起得更早。你可以问一下猫头鹰群体，他们就是用这种方法在以云雀群体为主的世界中生存的。

当然，你不能一味妥协，而睡眠改造计划能让你有机会以不一样的方式生活。你给自己一次机会，哪怕只是尝试做出一些新的改变，看看这个改造计划是否会让你感觉更敏锐、更清晰、更愉快，身体也更健康。

一旦从床上爬起来，就不要再睡了。把这个自然醒的时间作为自己每天苏醒的时间。不论是严寒还是酷暑，无论是春天还是秋天，无论是闲暇的周末还是忙忙碌碌的工作日，都坚持下去。如果你在周末需要额外的睡眠，试试睡个午觉。

要想让生活充满律动，得先让自己动起来。让你和你的生活去适应体内的自然律动，这将引领你以新的方式休息和放松，专注和思考。随着时间的推移，你会发现新的精力来源。

这个计划要多久才能完成？先完成本书的 30 天计划，然后再看看效果。有时候可能要多花点儿时间，因为我们大部分人的身体与作息之间，非同步的时间已经太久了。

请记住，我们的身体和我们的生活，其内在都是带有律动性的，只要稍加运用，就能流淌出美妙的音乐。按照生物钟设定的最舒服的时间睡醒，就是让生物律动对身体产生作用的一个最有效的方式。这个方式能让人们去处理并完成自己真正想做的事。当身体和作息同步时，人们做事会更快、更高效，一整天都能感到更机警、更敏锐。

第 2 天：坚持在喜欢的时间醒来

重复第一天的安排。

在同样的时间起床，按照自己的需要调好闹钟，也要调整一下睡眠环境。

找一个合适的闹钟把你叫醒非常重要。当使用带闹钟的收音机的时候，试试用不同的广播电台，按照新的方式叫醒你。也可以试试用手机铃声把你叫醒，可以每 3 天换 1 个铃声，直到找到你真正喜欢的铃声为止。

如果你生活在北部地区，而且必须在太阳普照大地之前就完全苏醒的话，可以考虑一下使用晨光仿真器或者灯盒。晨光仿真器是经过特殊设计的灯，它可以缓慢地逐渐增亮，就好像太阳从地平线上升起一样。

还有一些人更喜欢用灯盒。许多人觉得在冬季情绪会比较消极低沉，起床的时候马上打开灯盒可以改善情绪，还能迅速让处于低温状态的大脑尽快苏醒。

灯盒是明亮的特殊灯源，它能给病人提供强度类似于阳光的光线，使用成本相当高，常用于治疗季节性抑郁症。除了治疗季节性抑郁症，灯盒还可以有更多的用途。对于那些在早上几乎不可能醒来的人，用灯盒就可以把他们唤醒（我给嗜睡症患者用过这种灯盒）。在晚上，也可以打开灯盒，以增加身体的机敏性。就像你之后会看到的，如果在正确的时间运用光线，能帮助你入睡。

光线设备

市面上有很多不同种类的晨光仿真器以及灯盒，而且它们一直在更新换代。以下是几位患者推荐的产品。

晨光仿真器
· 拜尔佰瑞特（BioBrite）日出唤醒钟。
· 日出系统晨光仿真器。
· 阿波罗（Apollo）健康黎明双重曙光。

灯盒
· 飞利浦的 GoLite P1（又小又便宜），或者飞利浦的 GoLite Blu（贵），二者都提供明亮的蓝光。
· 传统的全光谱灯盒也很好用，该产品由日盒（Sunbox）公司生产，比如其产品 Sunlight Jr.。

清晨时的大脑热身

因前文已述，睡醒时大脑处于较低温的状态，所以我有如下建议。

做身体自然需求的动作。

现在你开始清醒起来，请稍微伸展一下你的四肢。此时摆出瑜伽体式，比如下犬式和婴儿式，都是非常不错的选择。即使仅伸出双臂，向右扭动，再向左扭动，也很有效。或者站起来，把手伸向脚趾。

穿上衣服。

快步走至少 5 ～ 10 分钟。不要先看电子邮件！把手机放一边！如果条件允许，到外面走走。如果你住在萨斯喀彻温的北部，在冬至前后可以找个舒适宜人的大厅走一走。

再次拉伸 1 ～ 2 分钟。

洗个澡。

如果你必须看一眼你的电脑和手机，要确认你现在已经足够清醒，可以处理可能收到的紧急信息。

清晨时给大脑做个热身的另一个好处是，或许会有利于控制体重。多伦多大学的科林·夏皮罗（Colin Shapiro）就进行过相关项目的研究。项目专门研究尝试减肥的老年人。其中一组人在普通的人造光源下骑室内自行车，另一组人在明朗的日光下骑车。虽然两组人的体重都降低了，但是在日光下锻炼的人，其脂肪含量也同时减少，而且，他们看起来更强壮。

夏皮罗新的动物实验数据（诺丁汉大学，2009）显示，棕色脂肪会在太阳光下被激活。棕色脂肪常见于冬眠动物，能释放出足够的热量，使动物能在冬天保持体温。虽然人类可能没有那么多棕色脂肪，但棕色脂肪比普通的白色脂肪可以更有效地利用热量，而且棕色脂肪与体重的关系呈负相关性。若日光能激活棕色脂肪，早晨在阳光下散步或许能帮助你减肥瘦腰。

所以，当你被闹钟叫醒时别再睡了，从床上起来。一旦起来了就别再躺下。拉伸一下僵硬的肌肉。如果条件允许，穿上衣服去外面走走，或者在明亮的室内走走。在明亮的环境中活动一下能让大脑升温，还能清理头绪。大梦初醒时就是体悟并开始一天奇妙之旅的时候。

对于猫头鹰群体来说，做常规日班工作意味着变成一个需要轮班的人。轮班的人经常会省略轮班（shift）中第四个字母来定义他们的工作[1]。对猫头鹰群体的大学生来说，要早起参加早上 8 点的讲座，还要听懂内容，这实在是太难了。

幸运的是，猫头鹰群体有一些小工具可以使用。第一个就是光线。晨光能让猫头鹰群体更像云雀群体。

第二个是运动。运动也能让体内的生物钟更早被唤醒。

把光线与运动结合起来，就好像在早上外出散步给大脑热身一样，我们甚至可以把做惯了猫头鹰的群体变得像云雀群体一样。我有一些病人就是猫头鹰群体，他们发现一旦早上开始散步，就能做很多新的事情。对许多人来说，在附近街区快步走或者在海滩上大步走 30 分钟，就能让他们完全苏醒并为当日做好充分准备。

而且，最后他们都感觉良好，可见光线能改善情绪。所以，出去运动吧。在一些欧洲国家，晨间户外散步能用来治疗各种临床抑郁症。

所以，你可以通过晨间散步唤醒大脑。这能让你的身体和你的大脑感觉更愉快，而且能给你充足的时间想清楚今天要做什么。当人们在晨间散步时，REM 带来的顿悟会更频繁地出现在人们的意识中。

第 3 天：在你感觉自然、喜欢的时间入睡

你已经连续两天都在同一个时间醒来。现在，你也准备好了在喜欢的时间入睡。

有一种方法能让你更容易过渡到和以前不同的入睡时间，你可以在睡前做一些放松运动。稍后你能学到各种躯体休息、精神休息、社交休息的技巧。这些小技巧能让你在过渡到睡眠状态的过程中感觉更轻松。

你可以从第一个躯体休息技巧开始，该内容在下一章有详细介绍。坐在一个舒适的椅子上，用腹式呼吸法，吸气时从 1 数到 4，呼气时从 1 数到 8。当呼

1　此处意指将 shift（轮班），改成 shit（屎）。

吸的时候，要感觉自己的腹部在上下起伏。

记住，你需要给自己足够的睡眠时间，能让身体最终感到真的休息好了。但是，我们大多数人到了睡觉时间依然感觉兴奋不已。从清醒时不断运动的状态，转成由内而生的平静，以达到入睡时身体需求的状态，这个过程并不容易。但是，保持内外同步状态有很多好处，不但能让你的工作效率更高，社交更轻松，还能让你全天都感觉更机敏且富有活力。

实施指南

如果你有一个工作，像我的一样，全天 24 小时随叫随到，就要考虑别让他人无缘无故地叫醒你。如果可以的话，把手机调成静音；如果不行，可以在语音信箱中录一段友好的留言，礼貌地表明你现在不方便接听电话——除非有非常紧急的事情发生。很多手机都有类似功能，你还可以给紧急来电设置一个特殊铃声。记住，人需要食物维持生存，同理，你也需要睡眠维持生存，还要让睡眠发挥作用。

如果你的宠物不习惯你在固定的时间睡觉，跟它说说，也可以哄哄它。很多人告诉我，他们觉得和宠物一起睡觉，至少从感觉上像和伴侣一起睡觉一样舒服。要知道宠物的生物钟和我们的不同，因此一开始和宠物睡觉时，可能要花相当长的时间让它完全适应你的生物钟。

比起你的宠物伴侣，你的伴侣可能更容易接受规劝。但是他（她）的入睡时间可能和你的完全不同，他（她）可能依旧希望你能按照他（她）的睡眠时间上床睡觉。

你可以礼貌地坚持一下，至少在实施 7 日睡眠改造计划期间能稍微改变一下。

很多人和你一样，都希望能与伴侣在同一时间睡觉，同一时间起床。有些人发现他们能轻而易举地调整自己的生物钟。正如我早前所说的，调整体内生物钟的能力是一种基因遗传特征，所以在与伴侣协调商量时，能调节的时间跨度很有可能不会太大。有些人可能需要在独自一人的情况下经过一周，才能充分感受到睡眠改造计划的积极影响。

要知道在违背生理喜好的时间入睡，可能会造成类似长期倒时差的情况。不知不觉中，你可能已经倒了很多年的时差。现在，你需要考虑的是自己独特的生理构造，身体会告诉你，做什么才能让你获得充分的休息。

即便如此，还是有很多人告诉我，他们无论如何都不愿意与配偶在不同的时间上床睡觉。"如果我睡得晚，就会吵醒他（她）。他（她）不喜欢这样，他（她）非常非常不喜欢。"其他人则抗议说，在不同的时间上床睡觉，会剥夺他们做爱的机会。

听到这样的说法，我大为难过。性（在大部分情况下）是很好的一种休息方式。然而，美国人天天聊性生活，渴望性生活，也幻想性生活，但是想的却比做的多。

当你疲惫不堪准备入睡时，你真的想体验性生活吗？在睡眠实验室中，曾针对夫妻睡眠实施过多项研究——必须承认这并不是最浪漫的做爱环境。但是不论伍迪·艾伦（Woody Allen）在电影中如何表达，研究结果均表明，睡前性生活并不能改善睡眠质量。在白天清醒的时候，有很多时间可以安排性生活。而且，白天的主要优势在于，我们的身体正处于机敏且充满活力的状态。睡好觉的优点之一在于能让人感觉机敏、有活力，由此体会到更多愉悦感，进而从各种活动中获得更多快乐。

是不是有人在做爱之后，看着伴侣沉沉睡去，而自己却感觉无比清醒呢？这种事屡见不鲜。男性通常会经历"小死人"状态，在高潮之后开始昏昏欲睡，而恰好此时女性却会感觉更加清醒。这也能够解释为何不应总是在睡前做爱的另一个原因。

你上床睡觉的时间与伴侣不同，是否总是不可避免地会吵醒对方呢？事实并非如此，尤其是当你的入睡时间成为日常习惯且形成规律以后，更不会如此。

现实情况是，人们经常会在一夜的睡眠过程中醒来，只是他们不记得罢了。准确区分睡眠状态与清醒状态很难。一般来说，大多数人在意识到他们苏醒之前，必须经历 6 ～ 8 分钟甚至更长的苏醒过程。

这是因为睡眠会引发失忆症。当睡着的时候，我们不会记住睡觉时做了什么。即便是睡眠很好的人，一晚上也会醒 15 ～ 20 次，通常每次持续几秒钟。但是他们不会记得那些极其短暂的苏醒时间。

我的睡眠实验室的睡眠苏醒纪录是由一名女士保持的。她走出实验室时，感谢技术人员为她提供了 4 年来最好的睡眠。从她的脑电图中，我们发现她在睡眠中的苏醒次数超过 1200 次，每次至少持续几秒钟。

在通常情况下，如果人苏醒这么多次，哪怕只是短暂的时间，都会觉得很难再入睡。但这位女士非同一般。她一晚上能经历超过 1000 次的短暂苏醒，却全然不知。在没有任何外界唤醒的条件下，她每次的睡眠时间基本没有超过 90 秒。我们盯着她睡眠脑电图里面能定为苏醒状态的中断波看，看久了都感到眼睛疲劳。而且，她在睡眠中经常呼吸暂停及踢腿。这种种现象发生，她却毫无记忆。

另一个与此相反的故事也是真实的——人在睡眠，但是自己觉得是醒着的。在底特律亨利·福特（Henry Ford）医院完成了一个研究项目，在整整 10 分钟内，观察人们处于第一阶段浅睡眠的状态。在被观察者恢复意识以后，他们要描述自己身上发生的事。

有一半人认为，在整个时间段内他们都是醒着的。事后研究人员给他们看自己的睡眠记录，记录中清晰可见他们睡着的时间以及被叫醒的时间。然后，再给他们看视频记录。有一些人依然不相信自己睡着了。

在我个人的经历中，无论是在实验室内还是实验室外，人们可能都会在我面前睡着，然后大声地打呼噜。但是，他们依然会告诉我，他们一直醒着。

所以，如果你对伴侣说"你睡着了"，你的伴侣却回答"我醒着呢"，你也就别继续争下去了。在我们身处的现代社会，人们的睡眠严重不足，所以经常会出现持续几秒钟到几分钟的微睡眠，但他们毫无意识。这些微睡眠时刻都在发生——在开车、工作、上课、看电影、吃饭，甚至在过性生活时。卡罗林斯卡学院的托尔比约恩·奥克斯泰特（Torbjorn Akerstedt）以及其他研究者发现，微睡眠多发生于值夜班的列车员和航空飞行员群体中。下次你乘坐 15 小时跨越太平洋的航班时，也需要考虑这个问题。所以，在长途航线中总是有两组甚至三组飞行员，他们睡在隐蔽的舱室内，很少有乘客能注意到。

第 4 天: 制定入睡仪式

为入睡做准备与何时入睡同等重要。人类的身体构造不能突然从极度的精神亢奋与身体兴奋的状态中挣脱出来，然后立即陷入沉睡。

休息与活动需要转化时间。除专业运动员之外，大多数人都不能突然从高度亢奋的躯体活动中抽身出来立即进入睡眠的状态。大多数人也不可能在极度担心工作、家庭、孩子、健康保险的时候，突然身心愉悦地进入安稳的睡眠状态。

这就是为什么需要一个入睡仪式。在偏好的入睡时间之前，入睡仪式能在 1 小时内帮助你放松身心。

你睡觉前用牙线清洁牙齿吗？刷牙吗？恭喜你，你已经初步掌握了酝酿睡意的要素。

这听起来很奇怪，但是为了睡觉，你首先得感觉到困意，或者至少身心放松。大脑需要进行适当的设置，以实现入睡所需的奇妙转变。然后，大脑要为睡着后产生的所有神奇的神经再连接与细胞恢复做好准备。所以，即使有一些通用的方法能让入睡仪式更高效，还是需要制定真正属于你的入睡仪式。它可以在某个时刻，以一组简单愉悦的动作，满足你的需求。为了睡得好，你需要让大脑和身体都准备好。

在开始介绍设计自己的入睡仪式之前，先回答一些人们的常见问题。

为什么叫入睡仪式？

一旦入睡仪式变得常规化、节奏化、充满仪式感，所有的东西都能运行良好。只要把入睡仪式夜复一夜地做下去，大脑和身体就会习惯这些。它们会知道这组活动有助于睡眠，而且能让人得到充分休息。如果只用一个词形容的话，入睡仪式是一种"状态调节"，你不需要思考，就能平静愉悦地睡着。

在进行入睡仪式的时候该做什么？

做简单、愉悦、普通、放松的事。在本计划的第 2 周与第 3 周，你要学习各种各样的休息技巧。其中一些或许可以纳入你个人的入睡仪式中。

进行少量的活动效果更佳。用牙线洁牙或刷牙，翻开床罩，拿出明天要穿的衣服，不管是工作服、休闲服，还是运动服，听听音乐，读读书。阅读对入睡非常有效（你不需要在睡前读本书，但是你要读也是可以的）。

如果有时候晚上没有时间做一套完整的入睡仪式怎么办？

做你能做的事。通常来说，入睡仪式中最简单便捷的事，也能给大脑发出指令——现在是准备睡觉的时间了。如果伴侣的状态严重影响你的内在生物钟，只要依照自己生理喜好的时间上床睡觉，你俩的同步性也会增加。事实就是如此。

一旦身心都实现同步，就能又快又舒适地睡着。随着时间的推移，大部分人不需要花太多精力就能很快入睡。

事情就本该如此。

有太多人宁愿做很多事，也不愿意睡觉。对他们来说，睡觉就是一项工作。以我的经验来看，如果把睡觉当成工作，大概率会睡不好。

睡眠应该跟呼吸一样自然。就好像吃饭一样，应该期待它的到来，而且大多数人每天晚上都要睡觉。在睡眠对我们的身体进行神奇改造之前，入睡仪式能让我们进入放松的愉悦状态中。

现在，你已经铺好床了，刷干净牙了，拿出衣服了，亲吻了伴侣，也说了晚安，接下来应该做什么？

将阅读作为入睡仪式的一部分

阅读对大脑非常好。徜徉在书本的世界里，能激发人的思考能力，不论书中说的是发生在现实世界还是发生在其他星球或者银河系里。读书时，我们在感受他人的意识，"聆听"他人的想法，对他人作出反应，并且思索、计算、分析、辨别和沉思。电影的助眠效果也很不错，只是对于大多数人来说电影太过刺激。作为你自己的入睡仪式，阅读是可以助眠的。

但是，有很多书的内容过于刺激，无助于睡前休息。悬疑小说和恐怖小说的情节设计就是为了让你不停地翻页读下去，所以很可能会让你一直醒着，而漫画和绘本小说同样也可能因为内容极其扣人心弦而让你爱不释手。

作为你的入睡仪式，你应该读一些会让自己昏昏欲睡的书。常规建议是：读一本高中时应读而未读的书。

经典作品是人类文学的珍宝，但是它们并非都广受欢迎。不是每个人都喜欢在睡前读《伊利亚特》（*Iliad*）的，虽然也有一些奇葩，比如我，我就会读。

根据我长期阅读的体验，我至少可以推荐 7 种不同类型的枕边书籍，让你在睡前阅读。

1.历史书籍一般都能让人以宏观的视角看待自己的生活。它能让人看得更长远，让人理解自己目前身处何方。历史知识，加之优雅的句式，是使人放松、为睡眠做好充分准备的一大助力。

2. 艺术史书籍通常会包含漂亮的图片以及知识丰富的评述。它能让人轻轻松松地从文字阅读转到图片鉴赏，再回到文字阅读。我们看到和读到美好的事物，往往会在脑海中形成图像并且激发梦境内容的变化，这能让人更放松，更容易入睡。当视觉皮层受到愉悦刺激时，能产生一些令人闲适平静的感觉。

3. 诗词通常意境深远，大脑中会有一个以上想象的形象同时出现。诗词通常也富有韵律感，这也有助于睡眠。比如，你可以读一下朗费罗（Longfellow）的史诗《海华沙之歌》（*Song of Hiawatha*）。朗费罗创作的《海华沙之歌》与伟大的芬兰经典作品《卡勒瓦拉》(*Kalevala*) 有同样的韵律特征。该作品有一种诗意的节奏，许多讲英语的人认为它极易诱发睡意。幸运的是，在我们的语言中有大量卓越非凡的诗词。有些病人告诉我，仅仅读了我推荐的 17 世纪英国诗集的序言部分，就让他们立即入睡。

4. 旅行类书籍或许能把我们大部分人带向遥远他乡。作者创造出的栩栩如生的画面，能转化为梦境，这种转化也使得睡眠中的梦境更加诱人。

5. 历史小说能以类似于历史书籍的效果成为你入睡仪式的必选项，而历史小说往往描绘的范围更大，也拥有更强的叙事想象力。事实证明，体会他人于蛮荒时代的生活，时常令人着迷。

6. 传记类书籍也有类似效果。它以一种亲身指引与易于接受的方式，让我们了解我们自己以外的生活。优秀的传记能让我们感到，我们在和自己深深敬佩的人物产生联系，他们是我们一直渴望与之见面并深入了解的人。

7. 自助养生类书籍也很有用，尤其是书里有关于睡眠的章节。对有些人来说，没有什么能比阅读有关睡眠的文章更能诱发他们的睡意。

其实，你可以把这些种类繁多的书籍摆到书架上，以备阅读。如果还没有准备好，图书馆里多的是书，它们都可以帮助你放松，然后轻易入睡。如果你的目的是睡觉，最好坐在椅子上读，而不是在床上读。如果在床上读书，大脑会产生一种惯性思维：在床上要一直醒着。这就是为何几乎所有的失眠症专家都建议，床应该只用于睡觉。所以，如果条件允许，坐在床边的椅子上读书，或者在另一个房间读书，以此作为入睡仪式的一部分。万一你发现正在读的书太引人入胜了，在周围随便放几本不同类别的书，也是一个好主意。

在阅读一段时间后，做几个深呼吸，或者简单的瑜伽，通常也有助于入睡。

这些小技巧能让人感到极度放松。很多人告诉我，学会了这些技巧能让他们一躺到床上就开始深呼吸（躯体休息技巧1）。他们吸气时数4拍，呼气时数8拍，把困在肺部内残余的空气全部排出去。当吸气时，他们感觉到腹部是柔软隆起的。此时，他们的身体也准备好实施其他的休息技巧，我在余下的章节中会有详细介绍。

看电视还是不看电视

别让任何人愚弄了你——商业电视就是希望人们一直能生龙活虎地醒着，如果可以的话，让人们一晚上都别睡。

电视行业是相当赚钱的，电视行业的高管们领着高薪，当然要不断发现新的方法吸引人们的注意力，让他们的眼球能锁定在电视上。电视行业以及高管的高洞察力被认为成功的标志。尼尔森（Nielson）公司是美国著名的电视使用评估与记录机构。尼尔森公司曾指出，美国人每天有8小时18分的时间是开着电视机的，他们的平均睡眠时间少于7小时。当人们被问及是如何休息的时，难怪他们总是先说看电视。

然而，看电视真的能实现充分休息吗？想想那些深夜看的电视节目。别忘了，那些电视节目是需要人一直睁着眼睛看广告的。夜间电视节目往往会有快速的音量转变。深夜广告通常都是以高分贝播放的，甚至远高于日间播放的音量。夜间的节目也可能充斥着喧嚣嘈杂的场景。对角线构图、跳接剪辑，以及快速蒙太奇剪辑，再伴随着爵士乐，还有心潮澎湃的音乐，这些元素的共同作用让人们的手指舍不得按电视开关。

尽管如此，很多人觉得电视能让他们睡着觉。他们看着新闻，发现谁被谋杀了，日间电视节目里某个年轻明星离婚了，接着就是对泰坦飓风与致命龙卷风关切的预测。看完这些以后，他们期待着能马上睡着。

我妈妈就是其中之一。她总是看着电视睡觉。我相信她看着电视睡着了，因为她的生物钟已经判定现在是她的睡眠时间，只是身体试着告诉她这个信息而已。对于部分人来说，看电视确实可以作为入睡仪式发挥作用，也是帮助他们进入睡眠状态的一部分过程。但是，对于青少年来说，夜间电视节目似乎与青少年的行为问题有更多相关性，尤其是与抑郁症相关。2009年，匹兹堡大学与哈佛大学共同完成的一项研究发现，青少年看电视的时间越长，他们未来7年罹患抑郁症的风险越高。电视看得越多意味着睡眠越少，而睡眠越少意味着认知功能越差，成绩也就越差。在成年人中，深夜看电视是失眠症患者的一个显著特点，其中许多人最终会罹患抑郁症。电视的另一个不利的生物效应，来自电视本身发出的光。

晨光能把我们的内在生物钟调得早一些，夜间的光线也能把生物钟调得晚一些。电视设备释放出大量光线，会影响大多数人的作息，让他们熬夜熬得更晚，缩短了睡眠时间，也让他们早上更难醒来。

如果看电视能让你入睡，那也没问题。但是如果你在晚上会频繁地醒来，就要重新考虑一下了。如果你发现自己会熬夜看一个特别喜欢的节目，可以考虑把节目录下来，等第二天再看，或等自己足够清醒也能乐在其中的时候再看。

因此，逐一尝试一下这些入睡仪式中使用的方法，看看哪个对自己有用。随着时间的推移，这些方法之间能够实现无缝衔接。此后，睡眠也就不再是一个需要完成的项目，或者一个美好的愿望，而是不费吹灰之力就能进入全方位休息与实现身心复原的过程。

第5天：学会别担心

现在你已经习惯了在自己喜欢的生物时间入睡与苏醒。这些规律有助于你身心保持同步。你也在进一步改善每日入睡仪式，增加一些对自己有用的小安排。

但是，如果你真的想睡好，还是需要教自己一个非常重要的方法——别担心。训练自己不要担心，对你的余生有莫大的帮助，当然也能让自己晚上休息得更好。

有太多事情让我们产生压力。有些事比较大，其实大部分都是小事，但是这些小事汇集起来，确实会对我们造成影响。小事情大多都会在晚上影响我们。当我们结束了一天的忙碌、许多干扰都消失的时候，我们就有时间反思了。在经济危机时期，这种反思会产生无休止的忧虑感。

忧虑感能妨碍睡眠，而对于睡眠的忧虑也会极度加重睡眠障碍。这是认知疗法的几个简单小技巧有助于睡眠的原因。认知疗法训练大脑从解决问题的角度思考，而非思考问题本身。

认知疗法的首创者是费城的精神分析学家亚伦·贝克（Aaron Beck）。早在 20 世纪 60 年代，贝克就发现传统的精神分析疗法不但无法为他的病人提供帮助，而且有些病人的病症还更加严重了。他的大部分抑郁症患者尤其如此，他们在接受精神分析疗法时明显变得更加抑郁。贝克因此提出认知疗法，因为他希望换个方式能有助于治疗。

事实的确如此。粗略地看，认知疗法将思维理性化的方面放大。

在实施认知疗法的过程中，有一个既快速又痛苦却很有效的方法：患者要表述自己的忧虑——写下 5 件或者更多真正困扰他的重要事件，但是要在睡前几小时完成这个任务（这个非常重要！）。在写完忧虑的事情之后，马上做一件同等重要的事：写下这些事的解决方案。

实施这个简单版认知疗法的最佳时间是晚餐后。你已经吃了一顿营养丰富均衡的佳肴，其中有大量蔬菜，植物纤维或许有助于睡眠（目前已有证据证明，夜间食用大量蛋白质会让人精神饱满，但影响不太大。然而，晚上很晚吃饭往往能让人精力充沛）。吃饱了你就觉得很舒服，而此时因为已是夜晚，体内核心温度开始上升，你应该也会觉得无比精神。

若要开始实施认知疗法，可以找一个小小的笔记本。如果你喜欢的话，可以写在电脑或者掌上电脑（PDA）里。然后，每天晚上花 4～5 分钟做认知疗法的作业。

首先，你要写 4 个或 5 个让自己焦虑万分的事，也许是没了工作，背疼一直治不好，担心没钱给孩子交学费，把这些问题用几个词概括一下，写下来。

其次，把这些问题的解决方案写下来——为了解决这些问题，你现在所做的，或者计划去做的事情。

如果你在找工作，列出所有能找到工作的各种途径，从招聘网站名到你创建的职位清单，再到高中最好的朋友昨晚在电话中给你提供的线索。如果是背疼，你要描述曾经尝试过的各种治疗法，列举出有用的方法，以及你现在正在尝试的方法，其中可能包括你刚刚学到的不同类型的拉伸动作和每日瑜伽练习。如果是没钱给孩子交学费，你要标注一下和孩子谈话的时间与地点。你要和孩子谈谈大学的费用是多少，也要告诉他需要做出哪些选择，包括是申请助学贷款还是勤工俭学，以及是否选择其他学校及后续事宜。

但有些问题是无解的。有些病痛无法得到有效的救治，就好像某些政策与社会现实无法改变一样。但是，即使我们无法改变命运，我们还是可以像斯多葛[1]（Stoics）教诲的那样，改变我们面对命运的态度。甚至在最糟糕的情况下，我们还是能做些事让情况变得好一些，如可以向外界寻求帮助，也可以考虑以其他形式采取行动。

认知疗法之所以有用，是因为它让我们的大脑不再停止于问题本身，而是关注解决措施。我们必须继续进行下去，把事情处理好。训练大脑持续思考，找出新的解决方案，这个过程能带来切实的好处，让人感觉更好，也能产生更积极乐观的情绪。

在晚餐前后实施认知疗法，有另一个更特殊的优势，即你不需要在入睡前或者刚醒来时，去思考那些让人望而生畏的问题。当意识情不自禁思绪万千时，认知疗法作业能帮你放开它们。你告诉自己，你做完了作业，也把解决方案写好了，你已胸有成竹，所以，当然没有必要在睡前或在清晨时分，不断咀嚼那些恼人之事。

在你梳理自己担忧的问题时，用笔记本或者电脑记录效果最好。其绝妙之处在于，你会发现在回顾过往所写的问题与解决方案时，这些内容随着时间的推移在不断改变。问题消失不见是经常发生的事。如果问题依旧存在，可以回顾一下过去曾经尝试过的解决方案，评估一下这些方案是否有效，然后再计划新的方案去解决这些问题。

认知疗法不仅能让人产生积极面对生活的态度，还能让人想出解决问题的办法，同时不断提高自身寻找解决方案的能力。

认知疗法作业并不需要耗费太多时间。有些人每天晚上会写半个小时，即使只写几分钟，其过程也能产生令人惊讶的深远影响。

你也可以利用自己梳理担忧问题的时间，来解决睡眠方面的具体问题。晚上睡不着觉？把你认为的造成问题的原因写下来，然后把改进计划写下来，以

1　斯多葛（Stoics），公元前300年左右由西提姆（Citium）的芝诺（Zeno）创立的一个哲学流派的拥护者。斯多葛主义（Stoicism）者认为智者应该远离激情，不为快乐或悲伤所动，并顺从自然法则。意指面对人生的快乐与痛苦表现理智冷静的人。

确保第二天晚上能做出改善。

随着时间的推移，不论是经济问题、社会问题，还是心理问题，你都会发现可以利用认知疗法为生活的方方面面问题找到解决方案。你提出解决方案的能力，也会随着睡眠与休息质量的提高而提升。

第 6 天：睡前泡个热水澡

要把大脑从清醒状态转为睡眠状态并非轻易之事。大部分脑部结构与系统都需要同时从一个状态转化至另一个状态，但是，它们经常不同步。人们经常在睡眠中会产生肌肉抽动，这是一种"睡眠惊吓反应"。这种反应在许多电影中可以看到，或者在商务会议中也可以看到，只是那会让人更觉尴尬。

幸运的是，有一些更直接的现实方法，能让身体加速过渡到睡眠状态。不，我的意思不是吃安眠药。有一个更简单自然的方法让身体放松，并促发睡意——泡热水澡。

大量研究者认为身体控制机敏感与困倦感，是通过一个控制体内温度的"睡眠之门"触发的。打开这扇门，就会进入睡眠状态。

睡眠之门的开合是由体内核心温度的变化决定的。体内核心温度是身体内部的温度，如脊髓核心的温度。直肠温度计是测量体内核心温度的最佳工具（不是你想的那种含在嘴里的温度计）。当体内核心温度上升的时候，我们会变得更机敏，这种情况大多发生在晚上；当体内核心温度下降时，我们就会昏昏欲睡。如果能迅速将体内核心温度降低，这就好比打开了睡眠之门。大脑接收到信号，然后身体准备入睡——而且，一直沉睡。

珍妮特·穆林顿 (Janet Mullington) 和其他研究人员曾尝试在不同的生物钟时间间隔中，使用热浴疗法。他们发现热浴的时间与人喜好的睡眠时间越接近，人越会更快入睡。而且，他的睡眠时长会更久，也不会发生很多睡眠中断的情况。这一点非常重要，虽然人往往想不起来短暂苏醒的时刻，尤其是睡眠良好的人，但是若他苏醒的次数超过 15 ～ 20 次，他在第二天就会感觉疲惫不堪，没休息好。睡前泡个热水澡能增加人的深度睡眠与 REM 的时长。泡热水澡是一种能让人整夜都睡得更好的高效、便宜、自然的方法。

泡澡的温度是关键。要让热水澡发挥作用，需要把水温调到让自己出汗。这种方式能让脊髓核心在水中感觉温热。穆林顿团队的研究要求人泡半个小时，但是很多人只出了两三分钟的汗，就能改善睡眠质量。出汗通常意味着你已经把体内核心温度增加了 1 ~ 1.5 摄氏度。泡澡后，几乎瞬间身体就冷却下来。这种快速降温或许就是打开睡眠之门的钥匙。

你更喜欢热水淋浴？对不起，淋浴的方式几乎不可能把体内核心温度上升到有助睡眠的水平。对某些人来说，晚上淋浴行为产生的刺激感能舒缓身心，而其他人则更喜欢在早上用按摩喷头的刺激来唤醒自己。

香薰疗法

很多人用香薰疗法帮助睡眠。但是，以我个人的经验来看，这种方式效果不佳。即便有些人热衷于香薰疗法，但是我的一些病人已经开始过敏了。当然，躺在浴缸里，水面上飘荡着怡人的芳香，这种调节方式确实能帮助很多人安稳入睡。

把热浴加入你的入睡仪式

入睡仪式通过调节身体，能帮助你睡得更好，而且在仪式中增加热浴，不但简单便捷，还能让你的入睡仪式效果更佳。所以，来试试这个方法：晚餐之后，去做认知疗法作业。然后，在你喜好的睡觉时间之前 1 小时，开始做常规的入睡仪式。每天都要做。为了进一步完善仪式，你可以在准备上床睡觉前去泡个舒服的热水澡。

把水温调高，但是不要烫到自己。进入浴缸之前用手轻轻搅动一下水面，测一下水温，确保感觉温暖适宜。如果想让泡澡的过程更放松，在进入浴缸之前把灯关上。

光线有刺激作用，会让你一直保持清醒。如果夜间开灯，光线会刺激身体重新恢复到机敏状态。当然，在泡澡的时候，也不要把浴室弄得伸手不见五指，你还是需要看看外面发生了什么事。小台灯、蜡烛，或者隔壁房间透过来的光线，都可以提供足够的视觉光源。你的目标是把浴室布置得温馨诱人。在相对较暗的环境下泡澡，有助于让人感觉非常放松。你或许也可以试着把卧室光线调整得相对暗一些，这样当你从浴室出来以后，就不会突然感到强光的刺激，而且还能继续享受泡澡产生的平静感。

深呼吸也能促使身体放松。当浴缸的水达到1/3或者半满时，就可以进去热浴了。随着水流倾泻全身，冲刷双脚，在双腿间涌动，你可以开始深呼吸了。感受腹部的起伏，缓慢地吸气再呼气。

随着时间的推移，以及水位的上升，你会感到水的压力压着自己的腹部，感受水流在腹部与胸口间四处蔓延。

现在缓慢放松地呼吸，吸气、呼气。试着把呼气的时间延长到吸气时间的2倍。没错，让呼气的状态持久些。刚开始这个过程的时候，边呼吸边数数会简单一些。如果数到4太长的话，吸气时可以只数到2，呼气时数到4。感受水的表面张力，你的腹部和胸部在起伏，水也在起起落落。

在缓慢呼吸时，试着想象一些美好的画面。你或许走在闪闪发光的黑暗沙滩上，踩着柔软而富有弹性的沙子；你或许回忆着一次愉快的远足，漫步在山间或郊区的路上。吸气，然后呼气，想象自己在走路，试着把呼吸的节奏跟自己的步调保持一致。当呼气时，感觉颈后的肌肉也在放松。

你可能还没反应过来，就已经开始出汗了。你不需要出太长时间的汗。感受汗珠滴落，或许还能感觉到有一条细细的汗流从前额流下。出汗2～3分钟之后，你就可以离开浴缸。当然，有些人会让自己再多出点汗，以求能延长深度睡眠时间。

擦干身体后，你应该能感觉到身体更加放松，可能你现在已经觉得很困了。如果你喜欢，可以在洗澡之后马上上床睡觉，但有些人喜欢再读一会儿书。记住，你的入睡时间应该和你喜好的生理睡眠时间差不多。

热浴有什么作用

在一天中的任何时间，热浴都可作为一种躯体休息的方式。但是在晚上，热浴能产生多种特殊功效。

深度睡眠的时间因为热浴而有所延长。深度睡眠时间越长，身体的生长激素就分泌得越多。生长激素能促进肌肉、关节以及脑细胞的生长。

热浴也能让良好的睡眠过程得以持续。睡眠中苏醒的次数越少，第二天就越能感受到清醒机敏。更多的深度睡眠与快速眼动时间，也可以提高记忆力与学习能力。

热浴并不是对每个人都有用的。有一部分人，他们的身体太容易受刺激。如果你有频发性尿路感染，一些专家认为泡澡会使病情恶化。然而，泡澡受欢迎已经有几千年历史也是有合理原因的。泡澡能让人放松，休息好，睡觉香。

当第二天在自己生理喜好的时间醒来时，如果你感觉到神清气爽，别太惊奇；如果你夜里上厕所的次数减少了，也无须惊讶。更长的持续睡眠时间，意味着膀胱停止神经反射的时间变得更长也更稳定。不论晚上几点起来，这些反射都会重新开启，让人产生尿意。因为热浴有助于延长持续睡眠时间，醒的次数越少也就意味着去洗手间的次数越少。

这都是自然而然发生的事。没有什么比休息更自然的事了。

第7天：晚上散步

在过去的6天里，你已经学到了很多技巧。你现在能根据生理喜好的时间上床睡觉，也能在适宜的时间醒来。你也开始采用简易的认知小技巧，让大脑开始更加关注思考解决方案而不是问题本身。你还有了入睡仪式，能从行为上调节自己，进而更容易入睡，再加上热浴这种完美的放松方式加持，睡觉再不是难事。

接下来，是时候做一些纯自然的事——晚饭后散步。

几年前，拉夫堡大学的吉姆·霍恩（Jim Horne）曾做过一系列实验，研究运动与睡眠的关系。在睡前的 3～6 小时做过运动的人，其睡眠更好；没有运动的人，其睡眠未见改善。

这和温度与出汗有关。霍恩让锻炼后的学生洗冷水澡，而后发现学生体内诱发睡眠的机制就会消失。这也是早期发现适宜的温度诱发睡眠的例证之一。

除非你有一双不安分的腿或者其他睡眠疾病，否则最好不要在临睡前运动。如果在临睡前运动，尤其是做剧烈运动，身体保持清醒的时间很可能会更长。几十年前，我还在得克萨斯大学休斯顿分校教书的时候就发现了这一点。当时我参加了极限飞盘队，在莱斯大学训练（我是队里最大、最差的队员）。每当我们需要晚上训练时，都会练到 9 点半，然后我几个小时都难以入睡。

合理的运动时间可以促进睡眠。在睡前的 3～6 小时运动，能改善睡眠，而且你很快就会发现，运动也能让精神获得充分休息。

尝试步行疗法

在刚入夜的时候，你已经花了 4～5 分钟梳理出让自己忧虑的事件。下一步是出去散散步。

在散步的过程中，可以想一想刚才写的内容。哪个解决方案可能是可行的？另一个你想尝试的解决方案真的能带来好结果吗？是不是还有别的方法可以尝试一下？在走路的时候，人的思路会变得更清晰。

和别人一起散步也不错。和朋友或者伴侣一起散步就是一种社交休息。你们聊着天，开着玩笑，同时也在帮对方想办法如何减轻生活的压力。

晚上散步的另一个好处是能减肥瘦腰。餐后散步能减缓消化过程。当减缓葡萄糖吸收的时候，反过来也减缓了胰岛素的释放。在这个 30 天计划的最后部分，你会发现散步能帮你控制腹部脂肪与体重，这是多么棒的事！

如果在春天、夏天，或者秋天，晚间散步可能还伴随着落日的余晖。研究者已经尝试过用强光疗法改善失眠。在夜间入睡前的几小时使用强光盒，能增加失眠症患者 1 小时的睡眠时间。只要离入睡还有几小时的时间，晚上暴露在光源下，能让人的睡眠更好。

睡前勿做的事

午后摄取咖啡因。咖啡、茶、能量饮料中的咖啡因在喝完之后的作用时间，能持续 12 ~ 16 小时。如果你有睡眠问题，要改成早上喝咖啡。有记录显示，一些被诊断为嗜睡症的年轻女性，在把早晨的两杯咖啡停掉之后，她们的症状就消失了。

把酒当睡前饮料。大概有 5% 的美国人会以酒助眠。在不常饮酒的人群中，睡前摄入乙醇会导致每晚增加 15 ~ 25 次的短暂苏醒次数。另外，我见过最严重的失眠者，他们要么酗酒，要么曾经酗酒，因为乙醇对大脑有很严重的影响。如果你喜欢喝酒，那么在计划入睡前的几小时喝酒。此时，乙醇对心血管的积极影响最大，消极影响最小。

吃得太多。许多人患有夜食综合征。他们会在午夜前后醒来后吃一顿夜宵，但其实在晚上早些时候已经吃过饭了。晚上吃太多会导致人更清醒，也会增加不少体重。睡前一杯牛奶，或者一小块合成的碳水化合物零食是完全可以接受的，尤其是对于糖尿病患者来说。但是，晚上摄入大量糖分，也很可能导致更多夜晚苏醒的次数。

写好明天的计划。一般来说，最好在入睡前几小时就做好明天的计划，认知疗法也是这么建议的。但是，这些思绪可能会让人难以入睡。

临睡前看电视。没错，这个是有争议的，因为很多人把看电视当成准备入睡的一个行为信号。但是据我所知，夜间电视节目常用的视觉与音响效果，会让人一直看下去，睡不了觉。还有，电视机的光线可能会让体内的生物钟的入睡时间变得更晚，而导致人越熬越晚。

吃安眠药。虽然安眠药对治疗时差或者暂时性失眠非常有用，但是安眠药会让人成瘾，就好像大脑只接受服药才能睡觉一样。即使最新的非苯二氮卓类安眠药，都会损害记忆力与大脑性能。

如果你住在北部有暴风雪天气的地区，你可能做不到每天晚上都出去散步。在跑步机上走走也有用。做任何能做的事。当然，你也可以在家里散步，或者来回走动。无论是在搞卫生、洗碗时，还是在客厅里走来走去打电话，跟别人聊天是很有意思的事。和你的父母、孩子，或者朋友打电话聊天，不等于你不能动。晚上的肢体活动能帮大多数人放松，也有助于睡眠。

写作、走动、社交，只要在合适的时间，以合适的方式去做，都有助于睡眠。而后，睡眠就会变成一种乐趣，一种每天晚上都期待的事。你学得越多，就越有创造力，也越能改善健康状况。良好的睡眠也能提高你以其他形式休息的能力，如精神休息、社交休息、心灵休息。随着时间的推移、成果的积累，你的睡眠改造计划能产生意想不到的显著效果。

小结

在学校里有3个"R"——阅读（reading）、写作（writing），还有算数（arithmetic）。我们的身体里也有3个"R"——休息（rest）、重置（restoration），以及恢复（renewal）。

根据已经读完的内容，可想而知睡眠就是休息的一部分，而且其重要性不亚于你赖以生存的食物。你也学了良好的睡眠能带来很多好处。

- 有助于控制体重。
- 能改善记忆并提高学习能力。
- 有助于预防抑郁症并改善情绪。
- 能改善复杂的思维方式，还能产生新的脑细胞。
- 能抵御感染。
- 能预防心脏病发作。
- 能强化并维持体内生物钟处于正常状态。

睡眠所做的，其实就是重新生成身体细胞，重新平衡细胞之间的相互作用。没有睡眠就无法产生新的脑细胞，没有睡眠人就不会留下记忆。在睡眠中产生的生长细胞会重新勾画雕塑我们的身体。

要想获得良好结果，就必须正确地睡觉。现在，读完了这一章，你应该知道：

- 你实际要睡多久。

- 你什么时候需要睡觉。
- 如何通过简单便捷的小技巧获得良好睡眠。

这些小技巧包括认知疗法里的写作业及热浴，也包括创建并定时实施入睡仪式，还包括定时散步，以及在最佳时间迎接阳光。

在实施 30 天的休息计划以及后续的日子里，使用这些技巧非常重要。要想学会正确睡眠，就需要花点时间慢慢习惯。一旦你发现做起来竟然这么简单，可能此后余生都能拥有良好的睡眠。我希望你能获得更多休息充分、有滋有味、身心平衡的生活。这样的生活能让你保持健康，感觉到生活的完整性。

睡眠是一种被动休息。现在，你应该学习无论身处何方，无论是白天还是夜晚，都能主动休息。

第三章　躯体休息

　　躯体休息是一种主动休息形式，也是以一种有意识的、直接的方式，在休息过程中利用身体的基本功能（如呼吸过程）让身心恢复平静，实现自我恢复。躯体休息让身体与意识都能更放松，还能提高专注力。这些技巧很容易习得。掌握得越好——它们都可以通过练习变得更熟练，你在处理日常生活的压力时，就越轻松。

　　可能你现在已经睡得比以前好多了。现在，在 30 天计划的第 8 天，你要开始学会利用简单的主动休息技巧。这些技巧能让人变得神志清醒、专心致志，对身边发生的事情也会更关注留意，还能让人在做最普通的事情时，乐在其中。但是，首先，何不先做个简单的小测试？根据问题选择一个最佳答案。

　　1. 我坐在电视机前时，我是在____。

　　　　a. 被动休息

　　　　b. 主动休息

　　2. 做躯体休息的最佳地点是____。

　　　　a. 家里

　　　　b. 工作场所

　　　　c. 度假时

　　　　d. 任何地方

　　3. 如果我休息得不错，我应该感觉到____。

　　　　a. 放松

b. 平静

c. 注意力集中

d. 更清醒机敏

e. 以上都是

4. 要恰当地完成躯体休息，我需要_____。

　　a. 身体强壮

　　b. 极度机敏

　　c. 疲倦且需要休息

　　d. 犯困

　　e. 精疲力竭

　　f. 以上都不是

5. 休息的最佳时间是_____。

　　a. 当我无事可做的时候

　　b. 在上午、午饭前的时候

　　c. 在晚上

　　d. 临睡前

　　e. 任何我想要的时候

6. 躯体休息需要_____。

　　a. 呼吸能力

　　b. 专注能力

　　c. 深度思考能力

　　d. 朋友帮助

　　e. 目标感

　　f. a 和 b

7. 学习躯体休息的最佳年龄是＿＿＿。

　　a. 青少年

　　b. 青年

　　c. 年富力强的成熟年纪

　　d. 临退休前

　　e. 随后的几天

8. 我可以从＿＿＿＿＿＿中学到如何进行躯体休息。

　　a. 我自己

　　b. 这本书

　　c. 我的朋友

　　d. a 和 b

　　e. 以上都是

答案：1.a；2.d；3.e；4.f；5.e；6.f;7.e;8.e

休息是一种行动

　　主动休息与被动休息之间存在巨大差异，了解这些差异能让生活更轻松自如。

　　如果你和大多数人一样，总是有这么几天会有些忧虑，可能是因为你正坐在办公室的椅子上，盯着电脑的屏幕，而你不喜欢自己看见的东西。或许，你的信用卡账单的数字太大了。又或者，只是因为今天的新闻：你姐夫所在的行业又裁员了，一个新的风暴正四面聚集而成。这些新闻不会比平日的新闻更糟，但是会把你的意识引向 1000 种不同的方向。你的思绪一直在寻找与改变，你也不知道会飘到哪里。

　　你现在在休息吗？从感官上来说，你很可能正处于被动休息的状态。

　　我说"很可能"是因为被动休息一般意味着身体是静止的，而现在可能不是这样的。盯着屏幕看的时候，躯体很可能并没有处于安静状态。你在桌下跷着二郎腿，脚趾在鞋里打着拍子，食指一直在点击鼠标。然后，你仰身向后抬起双手，开始用手指按摩颈部后方。

　　被动休息的确花时间重建了身体与大脑的部分结构，也起到了一定作用。

当你走回办公桌前坐下时左脚无意踩空了，稍微扭到了脚踝。现在，你的手指和打拍子的脚趾都停下来了，被动休息能让脚踝上的细胞有机会检查一下关节的损坏情况。结构被破坏的蛋白质被运走，就好像身体开始启动处理炎症的重建过程一样。炎症反应对生存至关重要，但有时候也会反应过度。如果炎症持续拖延太久，可能会引发慢性疾病，比如癌症和动脉粥样硬化。

但是，现在这一刻，炎症反应正在做着本职工作。结构被破坏的足部蛋白质已经被运走了，新的开始生长。来自动脉与神经的信息被迅速传递到心脏和大脑，促使你在坐着的时候改变一下位置。现在，源源不断的信息正流向你的交感与副交感神经系统、你的大脑、你的肝脏，还有你的肌肉细胞。这种奇妙无比的活动，几乎完全是在你毫无察觉的情况下发生的。

是的，你正在休息，但你不是在主动休息。

主动休息是有意识的行为，是在人的控制下发生的。主动休息是以结果为导向，朝着结果去做的。你要学的是主动休息技巧（你还要学很多），要能随时随地在闲暇之余让身心获得休息。这也是为了快乐而休息。实施主动休息时，你将一直处于学习状态，让身体得以恢复，并让大脑的各个部分得到发展，以后也能更容易学习并运用休息技巧。

躯体休息是众多主动休息形式的一种，其他形式有精神休息、社交休息以及心灵休息。有很多方式能实现躯体休息，可能最简单的方式就是呼吸。

第8天：躯体休息技巧1——深呼吸

对许多神秘主义者而言，这个世界始于呼吸，终于呼吸。在简单的动作中，出现了生命，也蕴含着宇宙的奥秘。

我们休息的目标没有那么宏伟。我们要学会随时随地都能休息，通过各种方法让我们恢复如初、平静如水、放松自如，也让我们感觉神志清醒。这意味着我们必须先学会如何呼吸。

呼吸是一个纯自然的行为，但是当我们做得不错的时候，呼吸与非思考的生理过程有一点不同。非思考的生理过程，通常只是为了让我们活着。而进行躯体休息时，采用不同的呼吸方式，能让我们身心放松、聚精会神、全神贯注，实现真正的休息。

所以，在椅子上坐直，别再跷二郎腿了。如果你的椅子有扶手，把手臂平铺在扶手上。如果椅子没有扶手，让手臂自然下垂，拇指尖抵住椅子的两侧。

用 5 次呼吸打开躯体休息的开关

第 1 次呼吸：紧闭双唇，做一次深吸气。随着空气吸入，感觉腹部在鼓起。

现在，缓慢地呼气。慢慢呼，但是要用力把肺部的空气都排出，感觉空气穿过自己的鼻孔，回到空中。如果你想打嗝或者感觉到有一些呼吸的小毛病，不要担心。这很可能只是空气在你的消化道里游走，重新调整了一下体内气压。因为我们白天的生活都很紧张，所以很容易感觉到这些小毛病。通过有意识地控制呼吸，这些小毛病很快就会减少。

第 2 次呼吸：再做一次深吸气，这次要感觉到空气从鼻孔进入体内，腹部在变大，越来越圆。

这其实是腹部肌肉在帮助横膈膜扩张肺部的运动。如果你没有感觉到明显的起伏，把手放在腹部上，用指尖感觉肌肉在随着你吸入空气被往上顶着。

然后，呼气。还是慢慢呼。感觉空气从鼻孔涌出去，一开始比较快，然后渐渐减少到只有一丝气息。让那一丝气息继续往外走，这样就能从肺部排出更多空气。如果发现其中一个鼻孔比另一个鼻孔排出的气体更多，也不需要太惊讶，这是正常的。不论昼夜，鼻孔会以不同的频率循环开合，这只是几千种身体自然循环的一种。如果一个鼻孔完全关闭，不要担心。闭合的鼻孔很快会再次打开，除非感冒了或者有过敏反应。

第 3 次呼吸：这一次，张开双唇，如果可以的话，稍稍噘起嘴，就好像准备亲吻一样。把嘴唇收缩起来，能更容易感觉到气流经过双唇与舌头。

张嘴呼吸可以让人吸入更多空气，就好像跑步和骑车时的状况一样。有些人在噘嘴呼吸时喜欢发出很大的声音，但也有人喜欢安静。如果在公共场合，或者有人正看着你，你可能还是安静地呼吸比较好。

吸气的时候感觉或听到空气通过噘起的嘴唇吸入。当吸气的时候，你会感觉胸骨在朝着略微向上的方向往前隆起。然后，你应该能感觉到，随着肺部充满空气，胸廓会向外、向上扩张。

要做到气沉丹田，因为需要让肺部充满空气。肺部底端的大部分区域是被压缩的状态，这是因为重力作用影响。重力向下压迫肺部，导致肺部底端呈压缩状。

稍微深呼吸一下，更多的肺部空间就能充满空气。这个过程也有助于改善通气／灌流值（V/Q），即换气（吸入空气）量与血液灌流（血液流动）量的比值。

随着每次心跳，右半边心脏把血液泵入肺部。整个左心室负责给身体各处泵血，右心室的唯一任务就是给肺部供血。

随着血液到达肺部，血液从动脉流动到微动脉，然后到毛细血管，就好像水从河流进入小溪，然后注入涓涓细流。最终，血液细胞到达球形囊中，我们称其为肺泡。肺泡是专门用来填充空气的地方。然后，空气中的氧气被肺部超细的毛细血管吸收，毛细血管内的红细胞就能充满氧气，从而维持生命。

如果肺部被压缩，血液就无法供氧。大量流经肺部底端的血液就无法发挥作用。

然而，如果学会了深呼吸，就不会发生这样的情况，因为深呼吸能帮身体展开一部分呈压缩状态的肺泡，让肺泡充满空气，血液流经时就可以获得它所需要的氧气。

然后这些血液会进入心脏左半部，再被心脏泵送至身体各处，让人一直处于健康状态。所以，你看，花时间做个深呼吸是有好处的。

现在，到了呼气的时候，让气慢慢排出去。感觉气从嘴巴里面流淌出去，会听到呼气声渐渐变小。此时，体内的空气已完全被排入空中。

第 4 次呼吸：这一次，呼吸的时候要数数。噘起嘴巴吸气的时候，在脑子里面慢慢地从 1 数到 4。如果你觉得数得太快了，可以像运动员一样数：一千零一，一千零二，一千零三……

在吸气的时候，应该感觉到腹部在向外扩张。但是，现在，先把注意力集中在胸腔与肋骨向前与向上的运动过程。随着肋骨向上并向外移动，会感觉到背部开始挺直。我们在呼吸的时候能改善自己的坐姿，此时，肩膀会抬高，并微微向背后翻转。

呼气。边呼气边数数，慢慢地从 1 数到 8。随着气被呼出，感受空气穿过嘴唇，然后听着声音缓缓消失。当空气被呼出的时候，可能还会觉得嘴唇有震颤感。随着呼气，感觉肩膀也落了下来。

这个过程听起来是不是很熟悉？没错。你在第6天的睡眠改造计划中，就已经做过同样的躯体休息练习了。第6天的内容是，躺在浴缸里，让体内核心温度开启你的睡眠之门，让自己能有深度睡眠，也能获得更充分的休息。

第5次呼吸：和第4次一样。吸气的时候数4下，呼气的时候数8下。感觉并聆听空气的流入与呼出。展开肺部，让血液充满生存、运动、思考所必需的氧气。

这次，跟着空气的移动，想象一下画面。看，空气从你的嘴巴流进去了，进入了你的喉咙，又到了你的气管。然后，空气开始飞速进入由一个个分叉通道组成的藏身之所，每个分叉通道都比上一个更小，看起来很像树的枝丫。这些充满空气的通道会变得越来越细，直到最后延伸到球状肺泡中。在肺泡里，来自心脏右部的血液奔涌而至，然后努力吸收一些能供应能量的氧气。这些能量推动细胞不断运动、重建、修复。

幸运的是，这个过程效率极高。之所以运行得如此良好，其中一部分原因是我们有血红蛋白分子。血红蛋白很像酶，它们从空气中抓取氧气分子后，紧紧握着，直到需要时才放开。

这个过程需要经过波尔效应（Bohr Effect）之后才能大功告成。波尔效应是以克里斯蒂安·波尔（Christian Bohr）的名字命名的，他是伟大的物理学家尼尔斯·波尔（Niels Bohr）的父亲。尼尔斯·波尔助力了原子理论与量子力学的发展。在二战时期，作为半个犹太裔公民，他曾被困在被纳粹征服的丹麦境内。1943年，他被锁在一架蚊式轰炸机的底部，冒着极大的风险飞离了丹麦。当时的盟国不惜一切代价要把玻尔带到美国洛斯阿拉莫斯，以帮助英国人和美国人制造原子弹。在这次孤注一掷的飞行中，有好几个小时的时间氧气供应是极其不足的，因此波尔差点儿丧命。波尔很可能是因为波尔效应的作用才活了下来。

波尔效应把血红蛋白的氧气获取变成了一个非常快速的过程。这个过程是通过平衡体内酸碱度实现的。身体组织在工作状态下就会消耗氧气，这会增加组织中的二氧化碳水平，使其变得更偏酸性。身体组织工作得越久，酸性水平就越高。波尔效应能让氧气从血液进入偏酸性细胞的整个过程变得更便捷。类似的还有酶分子和叶绿素。酶分子为我们体内大部分的营养运输过程提供能量，也为身体加热与分子运输过程供应能量。石油、天然气、煤炭都是植物腐败后的残余物，其能量来源都始于太阳。多亏了我们在与众不同的进化路上产生的酶分子，我们日常所需的几乎所有能源，都是由酶分子供应的。酶分子的能量来源就是太阳光加上水和空气。所以，我们能生存归功于非同寻常的生物分子，比如叶绿素和血红蛋白。

在不到一分钟的时间里，你已经完成了什么？

5 次呼吸看起来似乎不多，但作用不小。通过 5 次呼吸你已经

1. 展开了肺部底端，让血液循环变得更好。

2. 身体开始放松。

3. 把注意力集中在身体所做的一切，让自己既有所领悟又乐在其中。

4. 找到了一种真的只需要花几秒钟就能做到的休息方式，而且几乎随时随地都可以做。

但是，你不需要现在就停下来。这个过程挺好玩的，而且不要局限于自己只做 5 次有意识控制呼吸的练习，多做几次也是个不错的主意。

随着不断呼吸，要集中注意力去感觉气流在口部、咽部、肺部进出。能关注身体的起伏就更好了。看看自己是否能发现气流流经肺部时，身体发生的变化。然后，找到那个把生命赖以生存的氧气输送到血液细胞的地方。

随着呼吸，别忘了还要去感觉腹部、胸部，还有肩膀的起伏。随着时间的推移，你不仅能感觉到这些运动，而且能实实在在地看到这些运动。你能看到自己的胸腔在起起伏伏，随着胸部的隆起能感觉到自由，你还能感觉到空气进入肺部时的运动如行云流水。

随着不断呼吸，可以开始试着让自己的呼吸更缓慢均匀。在吸气呼气的过程中，也要一边呼吸一边数数，要确保呼气的时长是吸气时长的两倍。通过数数慢慢把空气排出肺部，这个过程不仅能改善换气量与血液灌流量的平衡，还能让身体更加放松。当呼吸变得更高效时，人也会感觉更平静。难怪运动员学会如何呼吸是他们比赛训练的重要一环。一段时间之后，运动员就能做得越来

越好，氧气消耗因而越来越少。当他们在运动与比赛时，通常会感觉更自如。最终，这种呼吸会转变成一种能量流动的形式。这也是获得愉悦感与高峰体验的途径。

正如大部分躯体休息的技巧，呼吸通过练习就能获得改善，且所需时间很短。由于这是你余生都能一直使用的技巧，所以现在就练习是很值得的。

第 9 天：躯体休息技巧 2——山式站姿

我奶奶经常说位置（position）在生活中很重要。她说的位置指的是人的社会名望，或现如今常说的人在社会中的经济地位。甜蜜的夫妻通常对此会有不同的解读。但很少有人意识到，身体摆出合适的姿势，能达到躯体休息的效果。

山式（站姿）是瑜伽中的一种姿势，由艾扬格（B. K. S. Iyengar）所创。在几个世纪的时间里，无数人曾使用过山式或者其变体。这个姿势非常简单，是一种站立着呼吸的方式。

瑜伽师或许会告诉你，做山式能让人感觉到自信与力量，好像大山一样。你的目标很简单——学会通过站立让自己休息、放松，进而焕然一新。

正确的站姿还有其他益处。山式能改善人的体态。年轻人和老年人总是弓着背坐在键盘、显示器、电视屏幕、平板电脑、手机前。如今不仅我们的饮食结构与锻炼方式会让我们变得更矮小，我们的坐姿和站姿也会让我们变得更矮小。

大概 80% 的美国人会抱怨自己的背疼，仅这一项的治疗支出就达几百万美元，而治疗却经常收效甚微。引发背疼的原因有很多，学习正确的站姿可以预防一些问题的发生。

当然，学会正确的站姿还有其他好处，那就是你会看起来更挺拔。

如何做山式？

山式就是让身体上下成一条直线。你要让自己从感觉上与视觉上都能做到躯体挺拔。

现在，请站起来。两脚分开，与肩同宽，脚趾向前。双眼直视前方。试着通过想象把脚踝、膝盖、臀部，还有肩膀形成一条笔直的直线。想象这条直线从地板穿过自己的身体一直向上延展到天花板。如果你在室外的话，想象这条直线一直延展到天空中。

除非是经过军事训练的人，我们大部分人的站姿都不是笔直的。我们的身体中段总是含胸驼背，或者胸部前倾，脖子弯曲，下巴向外突出而不是缩回去。所以，把注意力集中在脑海中那条穿过身体的直线，让这条直线笔直地从地板贯穿到全身主要关节。一旦做到了这一点，你就能在几秒钟之后感觉到自己变得更笔挺了。通常你会先注意到稳若磐石的地面在顶着自己的双脚。

而后，你会注意到腿部的肌肉正在发力把身体向上拉。此时，你应该会感觉到小腿肌肉正在拉伸，膝盖和大腿都在向上拉。这种笔挺的感觉会持续下去，从臀部贯穿肩膀一直向上伸展。通常这种变得更挺拔的感觉会伴随着力量的增加。

现在，把肩膀向后展，但只要展一点点就行，就好像站军姿一样。微微颔首，但不要过于僵硬。在做山式的时候，让自己通过呼吸使全身得以放松。

现在，吸气。按照之前学过的方式呼吸，感觉腹部向前隆起，但注意力放在胸部。感受空气充满肺部，胸部开始不断向前、向上扩张。随着吸气，你会感觉到肩膀和肩胛骨都在向后伸展，让你的胸部再略微向前伸展一些。

下一步，呼气。慢慢呼气。你会感觉到肩膀微微向前收回。你应该能听到并感觉到空气在持续不断地穿过自己的鼻孔，回到大气中。此时，你的脚踝、膝盖、臀部、肩部依旧保持着完美的直线状态。仍需要关注的只有两点——让身体保持笔直挺立的状态，以及呼吸。

随着每次呼吸，你应该会感觉到小腿肚在发力变紧，胸部也在一直扩张。很多人告诉我，随着他们发现自己能呼吸得更久、更深，他们感觉到身体的上半部好像在慢慢变大。

在呼气的时候，让过程保持得更久一些。想象着你在清空自己的肺部，呼出更多空气。呼气的过程越久、越深，能让人感觉到越放松。随着时间的推移，这个过程能让人感觉更机敏警觉。

做山式很像本书中的其他技巧，加以练习就能快速完成，通常只需要 1 分钟甚至更短时间。当你平日总奔波忙碌得不到休息时，真的有必要好好运用这一技巧。幸运的是，在用山式休息时，你会感觉到时间在放缓，仿佛你完成一件事所耗费的时间比实际用时要长很多。对许多人来说，用山式做几次呼吸只需要大约 20 秒。

何时做山式？

早上一起床就试试做山式是个不错的主意。起床后，站在床边，用山式做几次深呼吸是开始新一天的最佳方式。如果在户外阳光下做，则效果更佳。这可以作为清晨大脑热身的技巧之一。

山式可以随时随地做。如果你每天都长时间坐在电脑或显示器前，每 1 小时或者 2 小时起来站 30 秒，能预防一些身体痉挛。大部分办公室职员以及脑力工作者都会感觉到身体痉挛。在一个地方待一整天是很疲惫的，而且对健康不利。血液聚集在我们的腿部和脚部，增加了发生表层或深层静脉血栓的可能性。关节不动就会变得僵硬。即便在极短的时间内运动，让心脏承受一下压力，比如站起来一会儿，心脏的功能表现都会变得更好，因为站着比坐着大约多耗 25% 的能量。记住，要把一天划分成不同的时段，让身体有机会休息并恢复精力。

在晚上，当你吃晚饭、读书，或者看电视，已经坐了一段时间后，做一下山式也很有用。如果在做山式时能感觉到放松，你也可以把它加入自己的睡前仪式中。

何处做山式？

不论何时何地，只要是你经常站立的地方，都是做山式的好地方。当你在银行或者电影院里排队时，做山式就是一个自然的休息技巧。当你在机场安检排队时，与其为队伍走得太慢而焦虑，倒不如试试做个山式。

我个人一般在每次进入电梯以后，就做山式。对大部分人来说，也可以用这个方法为当天的工作做好身体上的准备。当你的肩膀上挂着沉重的手提包准备去吃午餐，或者吃完午餐回来时，又或者当你从车上拿下好几个超市购物袋到厨房的时候，做一下山式能让你的背部、关节和思维恢复到有活力的状态。

如果你和某人在一起

有时候旁人或许会因为站在你身边而发现你在做山式，其实大多数情况下，他们都发现不了。首先，在我们与他人谈话时，是很难做山式的。但是，随着不断练习，做山式可以在极短时间内获得休息，尤其是与挚友在一起时。教他们做山式也非常有趣。做山式能让人感觉更好，当然也能让人看起来更精神。

第 10 天：躯体休息技巧 3——重力式姿势

重力式（姿势）能让人感到非常放松，它是以速度为基础的。

现在，你的身体正以 $9.81m/s^2$ 的加速度坠向地球中心。这个加速度是很快的，虽然你完全感觉不到这种加速度的影响，但是它相当于你在以每小时 35 千米的速度直接坠向地面。

而你之所以感觉不到身体在坠落，是因为地球的质量也在以相同的力，反向推着你。身体的肌肉能阻止你以平躺的姿势倒在地上，因为静脉周围有特殊的肌肉凹陷，称为瓣膜，它能防止血液在脚部积聚，防止身体陷入无意识状态并倒在地上。

做重力式是积极愉悦地抵制重力影响的一种方式。大部分躯体休息技巧能主动帮助身体重建肌肉纤维、筋腱、韧带、关节液及静脉瓣膜，这些都能让你垂直站立，还能在地球表面大步前行。重力是一种强大的作用力，有助于你进行躯体休息。

如何做重力式？

做重力式比做山式还要简单。首先，重力式最重要也最难实现的就是简单地平躺在地面。

在你躺在地上的时候，双手手指交叉置于脑后。然后在踝关节处交叉双腿，抬起双腿。让脚踝保持交叉状态，再把脚指向天花板。

感受重力将身体往地下拉扯。你能通过后背的皮肤感觉到重力的存在，也能通过臀部、肩胛骨、肩膀感受重力的作用。

现在，呼吸。吸气，缓慢地呼气。随着呼气，能感觉到身体在舒服缓慢地沉入地里。

随着每次呼气，你会感觉到双腿在慢慢放下。这就是你应该有的感觉。双腿随着重力下降时，你能感觉到腿部的肌肉也在放松。

随着缓慢舒适地呼吸，你还会感觉到颈后的肌肉也在放松。

在做重力式的时候，集中注意力去感觉背部、腿部，以及颈部的变化。随着每一次呼吸，你能感觉到自己在舒服地向下沉，肌肉也在放松。当你开始做重力式时，至少做 3 次呼吸，让背部尽可能多地和地面接触。随着呼气，背部接触地面的面积会越来越大，这能让身体进一步放松。为了更好地掌握重力式，你可以在脚快接近地面的时候把脚重新抬起来朝向天花板。

做重力式有助于躯体休息，之后你将了解到，做重力式也有助于睡眠。

何处做重力式？

做重力式最难实现的部分就是躺下。你很快就会发现，要找到一个地方躺下是最困难的事。

在卧室或者客厅做重力式不难，你需要的也就是找个地毯或者小垫子放在身下。

当然，你也可以在床垫上做重力式。随着呼吸，能感觉到自己舒服地沉入床垫中。你的背部紧贴着床垫，每一平方厘米都在放松。许多人会把做重力式作为睡前仪式的一部分，让自己愉快地陷入睡眠中。

但是，工作的时候做重力式或许是个不小的挑战。我有自己的办公室，办公室里有地毯。然而，很多工作场所的地面都很硬，而且活动空间不大。

即使你的工作场所有一个平坦柔软的地面，购买一个能随身携带的瑜伽垫通常是值得的。找一块 1 米 ×2 米的空地一般也就够了。让你的老板允许你用这块空地，可能是一个更大的障碍。

如果确实不能用 1 ~ 2 分钟离开桌子去做重力式，或许可以尝试告诉你的老板做重力式的益处：①让人放松，而后工作会更有效率；②预防背疼、肩颈疼痛，以及眼疲劳，这些都是一整天坐在显示器前面而导致的；③减少工作中重复任务的伤害，能间接促使员工更少请假，公司也能减少员工亚健康医疗的支出；④改善员工的情绪和士气。

当然，老板可能不会相信你。无论做重力式有多少优点，在工作中做重力式可能确实是一件很难实现的事。人们还未理解其益处，当然也不理解主动休息的必要性。

有一种方法能说服老板相信做重力式的优点，就是跟他说重力式做起来非常快，只要1分钟或者2分钟就可以做完。另外，稍微有些风险的方法是建议你的老板也试试。这取决于你和老板的关系如何，以及你对他了解多少。

大量数据证明，在工作时间做运动能显著提高工作效率。在午餐时间运动半小时的人，工作效率更高。其中一部分原因或许是他们克服了午间生物钟带来的迟滞感（请见第八章）。简而言之，在工作中实施主动休息技巧，即使只实施很短的时间，也能改善你的工作表现，提高社会关联度，还能改善你的情绪。

何时做重力式？

当压力过大、头昏脑涨，或者感觉身体紧张的时候，做重力式就很有帮助。但是，其实可以在任何你想休息、放松，并且想重新恢复平静自如状态的时刻去做重力式。在下午三四点，或者作为自己睡前仪式的一部分去做重力式是很有趣的。重力式也把我们引向以下躯体休息的技巧。

第 11 天：躯体休息技巧 4、5、6——短暂小憩、非睡眠小憩，以及日间热浴

小憩能让人重获精力，哪怕是 6 分钟的小憩也能改善人的记忆力和问题解决能力，它还能成为下午或工作时理想的提神剂。

温斯顿·丘吉尔（Winston Churchill）一直都尝试在日间睡一下。世界上很多领导人也会睡一个"能量午觉"。在工业革命前，大部分的人都会在固定时间午睡。

为什么？人类的构造就是这样设计的。正如你在关于睡眠的章节中所学到的，在使用燃气或电力进行人工照明之前，人们通常日出而作日落而息。人们的生物钟本就是这样设定的。

我们可以用身体核心温度作为一种表征，来了解生物钟要我们做什么。当我们的核心温度下降时，我们就应当入睡；当我们的核心温度升高时，我们就会感觉更清醒。

而且，当我们体内核心温度的曲线趋于平缓时，通常好像下午的状态一样，此时若没有时差的困扰或者需要上班，我们就非常容易睡着。一般来说，日间小憩的最佳时间是下午 1 点到下午 4 点。这一时段的初期是云雀群体打盹儿的时候，后期则轮到猫头鹰群体。

我们的体内生物钟告诉我们很多东西，包括我们何时能期待自己的表现良好，哪怕只是相对比较高效的生理表现与工作表现。有一个时间段我们表现得没那么好，就是在下午 1 点到 3 点，因为此时我们的体内核心温度曲线非常平缓。

然而，我们可以通过短暂的小憩来突破这种倦怠感、疲劳感和工作的低效。我们甚至不需要睡着，仅仅躺着休息一下，就能缓解不少，而且还能在当天余下的时间内，让我们的思维与身体状态都表现得很好。

但是，2009 年加州大学圣地亚哥分校主要负责研究小憩的研究员萨拉·梅德尼克（Sara Mednick）在其研究结果中提出，如果想在一觉之后改善决策力与创造力，小憩时还是需要产生一段时间的 REM 睡眠状态。这也就意味着小憩的时间需要更长。根据梅德尼克的研究，有时候小憩时间要长达 2 小时。

小憩并不适合所有人。有些人太兴奋了而无法小憩；有些人鼾声如雷，所以他们从来都不想小睡一会儿；还有一些人小憩时间如果太长，一般指超过 20 分钟或 30 分钟，他们晚上就难以入睡。

而且，能小憩并不是身体健康的标志。那些必须小憩的人，尤其是早上要小憩或者白天要睡几个小时的人，可能正遭受着睡眠紊乱或者其他疾病的困扰，比如简单的小感冒。通常嗜睡感是身体给我们的一个信号，告诉我们需要休息了。如果不休息，重建身体的过程就会难上加难。重建并恢复身体一直都是必不可少的过程，当我们患病的时候，这个过程更是越早开始越好。

视小憩为愚蠢、懒惰、浪费时间是极其短视的。短时间有计划的小憩，能让人感觉休息充分，而且思维敏锐，还能改善人的学习与记忆能力。如果在下午 1 ～ 3 点午睡一会儿，能提高工作效率。

短暂小憩

如果因为严重睡眠不足而需要补觉，人们几乎可以在任何地方打盹儿，甚至站着也能睡着。瑞典卡罗林斯卡学院的托尔比约恩·奥克斯泰特（Torbjorn

Akerstedt）就曾研究过值夜班的火车列车员的睡眠状态，他们经常在无意识的情况下站着打盹——眼睛是睁着的。是的，眼睛一直盯着前方确实可能会睡着。

但是，如果你的目的就是休息并恢复活力，你可能非常希望能躺下小睡一会儿。下面是几个基本的技术要求。

设备：一块铺着地毯的地面，至少 1 米 × 2 米，还有一个枕头。可以把一个瑜伽垫子或者折叠床垫放在坚硬的地面上，或者直接躺在地毯上。有填充物的夹克或其他衣物都可以当成枕头。在躺椅或者沙发上小憩通常会感觉更舒服。如果在家里，可以在床上躺一会儿。任何一个让人感觉舒服的地方，都是小憩的最佳之地。在尝试过自己能在地板上打盹之前，我从不认为自己能轻易做到。因为办公室里有一把躺椅，所以我经常在躺椅上打盹儿，但是我发现在躺椅上睡觉只是比在铺了地毯的地板上睡觉稍微舒服一点点罢了。

要想获得更好的睡眠质量，眼罩是特别好的工具。如果没有眼罩的话，一条纯棉的毛巾叠起来，或者随便一件衣服，都可以用来盖着眼睛以起到遮光的作用。

午睡小技巧：一旦找到了一个自己觉得安全舒适的地方午睡，就躺下来吧。伸展四肢，把双臂放在体侧，或者以舒服的方式在胸前交叉，再戴上眼罩。

现在，把注意力放在呼吸上。吸气时数 4 下，呼气时数 8 下。想象空气自如地在肺部出入。

想象一个有助入睡的场景，让自己的思维得以休息（可参考下一章内容）。当然，如果你喜欢，数羊也可以。但是，更容易入睡的方式是想象自己慢慢地、舒适地陷入厚厚的地毯中，随着呼吸身体不断地下沉、下沉。

如果仅靠呼吸还不足以让身体放松，也可以试试做重力式。让你的背慢慢下沉，你的双腿也因重力作用而下沉，在这个过程中感受肌肉的放松。伴随着吸气与呼气，感受身心的彻底放松。

如果想小睡一会儿，但是依然无法入睡，也没问题。稍微眯一下也能获得休息的效果。你在上一章也学过，人处于浅睡眠状态时，通常完全意识不到自己已经睡着了。

休息才是目的。如果你没办法迅速进入熟睡状态，也无须烦恼。有很多方法能实现非睡眠小憩——能让人感到彻底放松但是又没有睡着。

我应该小憩多久？

针对小憩的时长一直存在争议。比如萨拉·梅德尼克（Sara Mednick）等研究人员就认为，午睡时间在 2 小时效果比较好。他们说，人在午睡中会经历一个漫长的睡眠周期，处于浅睡眠状态下会更容易醒来。

但问题是，这些研究通常是以健康的本科生或者研究生作为研究对象实施的。在临床与工作的场合下，情况是不一样的。我们通常无法预判人会在哪一个睡眠阶段中苏醒过来。睡眠的节律，白天的变化比晚上的更大。长时间的小憩很容易让人进入熟睡阶段，而醒来后会感觉到可怕的睡眠惰性。人体在比较深度的睡眠阶段醒来时，会产生严重的迟滞无力和无精打采的感觉，即使在睡眠较浅的第二阶段中醒来也是如此。对那些需要快速反应的职员来说，比如在医院急救室忙碌的医生，或者在核电站工作的员工，睡眠惰性简直就是一种灾难。中东和南亚的军队士兵在准备持续多日的夜间行动时也会午睡，他们也有睡眠惰性的问题。对突击队队员来说，睡眠惰性是非常让人头疼的事，他们有时 60 ～ 80 小时几乎没怎么睡。这或许能解释为何特供的咖啡因口香糖在伊拉克士兵中如此受欢迎。而且，很多职业人士发现，如果他们下午睡得太久，晚上就很难睡着，或者晚上的睡眠时间就会变短，而且午睡之后他们未感觉到获得了充分休息。

短暂的午睡就不会遇到这些问题。为了避免发生睡眠惰性，并在白天获得一个有益的小憩，你可以把第一个小憩时长设定为 15 分钟。为了不睡过头，可以用计时器。

你可以用厨房的烘焙计时器，也可以用手机——如果已经调至静音，可以用时钟的闹铃。只要把时间设定为 15 分钟后响铃，然后将它放在身边，它就能叫醒你。

许多人喜欢午睡时间超过 15 分钟，但是如果你中午通常不睡觉，那么从短暂的午睡开始，你就能学会如何高质量地小憩。用一个精准的计时器，能让生物节律系统在你需要休息的时候助你入睡。那些刚刚开始午睡的人，在用了计时器以后，通常会发现他们能很轻易地控制自己午睡的时长。

大约 1/3 的人能在早晨闹钟响起的 5 分钟内醒来。就像这些人一样，经过计时器训练的人，通常其体内生物钟就能设定午睡的时长。如果习惯了 15 分钟的小憩，你或许能很快训练自己不需要任何闹钟的帮助，也能在睡了 15 分钟后醒来。生物钟其实非常高效，人们时常能让自己睡 10 ～ 20 分钟，然后在没有手表或计时器唤醒的情况下醒来。这种精准度很可能是人体内部 24 小时生物钟巨大影响的结果。体内的生物钟不断监测着白天的生理状况，而且与许多体细胞相互作用。这些体细胞内部存在着一些较短的 30 分钟、60 分钟和 90 分钟节律。

短暂的小憩不仅能提高工作效率，还能让人们感觉身心愉悦。

何时小憩?

小憩的时间依赖体内生物钟。大部分人喜欢在下午 1 点到 4 点睡一会儿。一般来说云雀群体更倾向于在下午 1 点到 2 点睡午觉，猫头鹰群体则倾向于在 2 点到 4 点睡午觉。

如果你的职业或者工作条件允许，试试在不同的时间睡一会儿，然后看看哪个时间段最适合自己。有些人发现他们可以在下午的任何时段午睡，但为了能与生物钟实现同步，一般来说，最好还是每天在同样的时间睡午觉。

何处小憩?

如果你有足够的钱，有很多公司都在工作日给你提供高价的午睡服务。他们会带你到一辆经过特殊改造的卡车里午睡（这些公司曾经向我咨询过它们的营销方式以及市场需求，所以我知道这是真实存在的）。很多机场也有新颖别致的小憩装置。而在公司云集的市中心，出租空间以供午睡的地方，现在遍布四处。其实，硅谷的公司已经快人一步了，它们已经建立了睡眠小舱。因为公司的工作安排与需求有时难以预料，而睡眠小舱则可以让持续工作的员工随时随地睡个短觉。有些律师事务所也给夜以继日工作的员工准备了有特制设备的办公室和会议室，以便他们能容易地找个地方打盹儿。

然而，你还是要先弄清楚你的公司允许做什么。2008 年，《华尔街时报》（*The Wall Street Journal*）曾特别提及一份由昼夜节律技术有限公司所做的调查。昼夜节律技术有限公司作为一家顾问公司与诸多《财富》500 强企业有密切关系，该公司对诸多公司调查后发现，有 52% 的公司曾因员工打盹而给其停职或其他惩戒，该数值比 2002 年的 38% 有所上升。

这一现象或许能解释为何苹果手机（iPhone）的一款应用——工时小憩（iNap@Work）——得以面世。当趴在桌子上打盹的时候，这个应用可以把你的手机转换为一个工作噪声的发生器，让苹果手机能自动发出清嗓子、打字、整理纸张等各种声音。这或许能让主管与同事认为你在埋头苦干。

在家小憩则是完全不同的事。许多睡眠不足的美国人都会在周末午睡。这些人通常别无选择。他们的身体希望或者需要每天 8 小时甚至更多的睡眠时间，但他们平日里只有 6 小时或 7 小时睡眠时间。如果身体需要休息，它一般都会让人非常想在周末午睡。一般来说，周末下午有长达 1 小时的小憩，就能在很大程度上弥补工作日期间造成的长期睡眠不足。

非睡眠小憩：不许你午睡，该怎么办？

如果雇主抓到你在工作时间打盹，可能会惩戒或者辞退你。在大多数情况下，他们都有完美的理由：不想让火车司机开着火车的时候一直在打盹。

但如果在工作日中午睡一会儿能对你的工作表现有帮助，却仍然不被领导认可的话，我可以给你一个建议——非睡眠小憩。

你觉得不可能？这个小技巧是一个世纪前由埃德蒙·雅各布森（Edmund Jacobson）发明的技能。埃德蒙·雅各布森是一位杰出的心理学家、医学博士，是最早证明自主神经系统能够被人体有意识控制的人物之一。[在大卫·维斯（David Wise）与罗德尼·安德森（Rodney Anderson）所撰写的 *A Headache in the Pelvis* 一书中，能发现对雅各布森发明的小技巧的完美描述。]

雅各布森把他的小技巧称为悖论式放松，他经常向人们展示其效果。他曾表示，因为这个小技巧能让他在大概几分钟的时间内极度平静，一开始人们甚至以为他死了。在接受采访时，他是如此放松，而身边的人却很快变得很紧张。

悖论式放松的关键在于，你无须试着让自己很放松，自然而然就能得到放松。你要做的就是把注意力集中在紧张的肌肉上。

不过这个方法需要加以练习。为了实现非睡眠小憩，有一种快捷的方法能让你体验一下悖论式放松。

闭上眼睛，然后把手置于眼前，并将手指放在眼球上。如果你正身处工作环境中，这个动作也不至于引人注意。

现在，感受眼球的移动。即使你闭上双眼，眼球也并非静止不动。正常情况下，在你清醒的时候，眼球会不停地移动，扫视你周围的环境，看看身边发生了什么事。

即使眼皮合上了，你是否也能感觉到眼球在轻轻移动呢？这个现象是很正常的。当我们睡着的时候，眼球还在移动。在睡眠实验室里，研究人员通过观察眼球微弱的移动发现，一般人在初入睡的时候，眼球的移动非常明显。

现在，你先感受一下左眼球产生的不同程度的肌肉紧张与移动（如果你是左撇子就感受右眼球）。

你是否感到左侧部分压力更大一些？或者，你是否在眼球中部感觉到更多的肌肉紧张？你要集中注意力感受肌肉不同的紧张程度，就像你在上面画画一样（如果眼球动得厉害，把注意力集中在眼眉或者额头的一小块，去感受肌肉不同的紧张程度）。

现在，在闭合的左眼里找到肌肉最紧张的那个点。把左边眼睛的紧张程度与右边的眼睛做对比。

感受眼睛里肌肉紧张的那一小块，感受它的剧烈紧绷。不要试着缓和它，也不要增加、减少，或者试着改变这种紧张感，关注它就行了。

悖论式放松的另一个矛盾在于，我们关注某一块特定肌肉，就能让全身其他地方的肌肉松弛下来。

这一现象不会马上发生，至少对大部分人是如此。如果你希望尝试一下悖论式放松，可以每天做 2～3 次，每次最少 1 分钟，只需要关注眼部肌肉紧张的不同程度即可。

一段时间之后，如果你开始走神了，可以试想一下那块微小又紧张的肌肉大概是什么样子的。想象自己能感觉到，也能看到那些紧绷的肌肉纤维。肌肉的工作原理是微小的肌动蛋白与肌球蛋白相互重叠滑动，就像梳子上的几组梳齿一样。试着把眼睛里的这些肌肉具象化，感受眼部的紧绷，感知肌肉纤维相互滑动，深深地交织在一起。

大概 1 分钟之后，睁开眼睛，或者把手从眼睛上移开。如果有人来关心你，就解释说你只是想非常认真地思考一会儿。

如果学会了非睡眠小憩，你就会发现做得越多，休息的时间比自己想象的要越多。第一次尝试非睡眠小憩可以放在晚上或者上午 11 点左右，此时大部分人都处于相当清醒的状态。等训练有素后，可以试着在下午 3 点到 5 点的时候做非睡眠小憩，因为这个时候你可能真的很想打个盹儿。

然后你可以把注意力集中在眼周肌肉以外的肌肉上。一旦你关注肌肉紧张的程度，你就会开始感觉并关注全身上下不同的肌肉群。

觉得肩膀很酸？也许昨晚把旧报纸搬到回收站时扭伤了肩。在做非睡眠小憩的时候，把注意力放在肩部。又或者你发现眼睛很难聚精会神于一点，试试感受眼眉或者前额的一小块肌肉。一整天盯着显示器，经常会让眼眉的一处或者几处比其他地方更紧张。我经常发现，自己能通过调控嘴唇肌肉或手指的肌肉完成一段非睡眠小憩。

在做非睡眠小憩的时候，把体内所有肌肉不同的紧张程度具象化，有时候这是非常有意思的。我想象着最紧张的肌肉是深紫色的，紧张程度稍低的肌肉是橙色的，最不紧张的肌肉是绿色的。随着你注意到肌肉紧张程度的差异，你的整个身体应该会感觉到更加松弛自如。

非睡眠小憩能让你只用 1 分钟的时间就感到很放松，但是如果做足 3～5 分钟，经常能让你感到飘飘欲仙。如果你想睡觉了，那是最好不过的了，你可以从非睡眠小憩开始，然后打个盹儿。即便时间很短，也能让你感觉全身心焕然一新。

为何小憩？

如你所见，对小憩是有争议的，但本不应如此。小憩是人体设计中很普通的一部分。就算在工作中打盹会带来麻烦，在 2009 年实施的一项针对美国成年人的调查显示，有 34% 的人会在下午打盹。

以下是进行小憩的一些原因：

- 可能救命。2007 年完成了一项针对希腊成年人为期 6 年的研究。研究结果发现，每周至少 3 次睡 30 分钟午觉的人，其心脏病发生的风险减少了 37%。对有午睡习惯的中年男性来说，其心脏病发生率也有所降低。
- 让人看起来更有精神。美国国家航空航天局（NASA）的一项研究发现，平均睡 26 分钟的午觉，能使人在某些任务中的表现提高 38%。
- 让人感觉更好。睡个午觉通常能让人情绪更愉悦。
- 与他人打交道的过程更高效。除了改善人的情绪，小憩还有更多作用。很多病人告诉我，如果他们能睡个午觉，他们和人打交道的时候会更开心。他们不仅交际的时间更长了，而且也能感觉到自己更善于社交了。小憩在短期生产率研究中显示影响不大，但随着时间的推移，它能对一个组织的效能产生很大影响。

- 人们长期处于睡眠不足的状态，小憩能改善人们开车的水平，这也就意味着能减少交通意外与工作事故。

- 青少年需要午睡。青少年实际平均只睡 6 ~ 7 小时，而他们需要 9 小时或者更多的睡眠时间，大脑才能正常学习与运作。哪怕下午打个盹也能改善他们的作业质量与学业成绩。

大部分人都能因下午 15 ~ 30 分钟的小憩受益。通常工作效率的提高具有现实价值。然而，情绪的改善与社交能力的提高，更能让我们的余生获益良多且悠闲自如。

来一个日间热浴

许多人会觉得大白天睡午觉是非常奇怪的事。如果你不想午睡，或者连非睡眠小憩也不想试试的话，可以换个方式——洗个热水澡。维多利亚时代的人就经常这样做，而且还逐渐演变成上流社会的一种重要特权。

前文已讨论过热浴可作为助眠的一个小技巧，热浴还可以作为一种简单高效的方式，实现日间的躯体休息，而且还不会出汗。大家不妨试试这个日间热浴的小技巧。

开始热浴的时候，要注意水温要高一些但不至于被烫伤。在放水的时候，可以用瑜伽山式站立 30 秒到 1 分钟时间，同时感受水温。

当水温变热且浴缸半满的时候，跳进去，把臀部舒舒服服地贴着浴盆底部，均匀缓慢地呼吸，集中注意力感受热量逐渐四散传遍全身。当你感觉到彻底放松以后，就可以出来擦干身体。

白天洗澡时，一开始你可能会感觉无比放松自如，而且还有一点儿困。但只要洗澡时间不长，你很快就能重振旗鼓。如果你想清醒得更快些，可以在浴室用山式站姿调整呼吸。

白天热浴肯定要花时间。你要脱衣服、穿衣服、放水，还要擦干身体。但是，4 ~ 8 分钟的日间热浴能让你把一天的时间段划分清楚，并重新安排计划。

若想感受一下一天的节律，其实很容易，从日常活动到休息的过程就能让体内产生兴奋感。可以把热水澡当成让身体重启的完美方式，尤其是当你那天感觉沮丧、焦虑、精疲力竭的时候。但是，其他形式的躯体休息可能更容易操作，而且能随时随地让人放松。

小结

躯体休息是一种主动休息的形式，可以采用一些简单的小技巧，来关注身体自发的生理活动。躯体休息非常快速、简便、省时间、效果好，而且几乎随时随地都能进行。

以下是你已经学过的几个躯体休息的便捷技巧：

- 深呼吸。
- 山式站姿。
- 重力式姿势。
- 短暂小憩。
- 非睡眠小憩。
- 日间热浴。

以上小技巧都很容易操作，但你需要不断练习，熟能生巧，才能在任何地方生活或工作时使用。只要学会了躯体休息，你会感觉到

- 更放松。
- 更敏锐。
- 心平气和。
- 精力集中。
- 能胜任工作。
- 与身体及体内的节律产生更多联系。

你也能教别人如何进行躯体休息。方法都很简单，而且能让你爱的人，学会随心所欲地休息。

第四章　精神休息

　　较之躯体休息，精神休息是另一种完全不同的主动休息方式。在躯体休息的过程中，你主要关注身体的状态及其变化过程。而在精神休息的过程中，你要把注意力集中于肉体之外的部分的状态。

　　关注的内容可以是视觉图像、声音，或者精神意象。专注产生力量。控制自主意识只关注一项事物可以对交感神经与副交感神经系统产生巨大影响，还能改变血压、心率及体温。而其对情绪、焦虑、创造力的影响则更为深远。为了更深入理解精神休息的本质，请先回答下述问题。

　　1. 精神休息包括_____。

　　　a. 关注自己的思维

　　　b. 停止思考

　　　c. 让身体变得非常慵懒

　　　d. 为了获得休息而让自己身体产生疲惫感

　　2. 当实施精神休息时，我的大脑_____。

　　　a. 运作缓慢下来

　　　b. 变成了另一种运行机制，重组了新陈代谢模式

　　　c. 变得更难聚精会神

　　　d. 让我昏昏欲睡

3. 实施精神休息的最佳场所是＿＿＿＿＿＿＿。

　　a. 厨房

　　b. 电影院

　　c. 电视机前面

　　d. 我选的任何地方

4. 实施精神休息最好的时间是＿＿＿＿＿＿＿。

　　a. 当我需要的时候

　　b. 当我沮丧的时候

　　c. 当我疲惫的时候

　　d. 当我所有的神经都敏锐异常的时候

　　e. 以上都是

5. 精神休息的能力会随着 ＿＿＿＿＿＿＿＿＿＿ 而发生改变。

　　a. 时间的推移

　　b. 全身机能健康

　　c. 我从休息状态转为活动状态

　　d. 我休息前所做的事

　　e. 以上都是

6. 若要体会到思绪流动的状态，我应该＿＿＿＿＿＿＿。

　　a. 不要在乎时间的流逝

　　b. 专心致志

　　c. 按部就班地做事

　　d. 感受到有挑战性

　　e. 以上都是

答案：1.a；2.b；3.d；4.e；5.e；6.e

现如今，人们都会感觉异常疲惫，但大多数人都不明白为什么会这样。其实，原因有很多，睡眠不足就是其中之一。人们都希望既能游刃有余地穿梭于家庭、职场、社会中的各角色之间，又能参加一些能给自己带来简单快乐的活动。通常情况下，他们自认为能带来更多快乐的活动，比如看电视，不但毫无效果，而且会让人感到更加疲惫。他们经常想一下子做完很多事。2009 年一项关于开车时发短信的研究显示，近半数 16 ～ 24 岁的美国人，以及 1/5 的美国成年人在驾驶车辆时用无线设备发短信。我们现在对多任务处理的迷恋程度，已经上升到了极度危险的水平，卡车司机在发短信时的意外事故率上升了 2300%。

遗憾的是，大脑需要专注地做事这一理念在许多人心中已消失殆尽。所有的精神休息都与专注——集中精力相关。人类大部分的成就都有赖于长期的专注力。能做到专注的人，能取得的成就必定非同凡响。

西藏的僧人能在零摄氏度以下的天气里，只穿着围腰布坐着，自如地调节体温。人们还可以在自我催眠状态下接受大手术。自我催眠是一种积极休息的方式，在此状态下，身体彻底放松且注意力高度集中，对周围的环境的关注会有所减弱。经常冥想的人表示，他们在冥想 10 ～ 15 分钟后，就会出现精神与身体能量的爆发。

然而，要从精神休息中获得收益与愉悦感，并不需要让自己成为一名卓越的专注者。当你专注于身体之外的事物时，精神休息就开始了。最终，精神休息能让你从更高的角度，以与以往不同的方式看待这个世界。

精神休息是关于精神重塑的过程——重新整合你的思维，然后快速地获得一种自主控制的放松的感觉。你在集中注意力，但同时也非常放松。再大的事情也不会打扰你，因为你正全神贯注于现在所做的事情。此时，你的行动让人感觉无缝衔接，完整统一，还经常带有游乐性。加以练习后，精神休息能让你更高效地控制意识与生活，哪怕一次只休息几秒钟。

你将要学到的第一个精神休息的技巧是自我催眠。就是把注意力集中在自己的身体上，让自己放松且聚精会神。一旦感受到身体的放松及专注，你对自己即将能够完成任务的感知力将得以强化。

许多人不愿意尝试自我催眠，因为他们觉得自己会失控。这些人看了太多老电影了。在自我催眠的过程中，你能控制自己的生理机能、注意力，以及大脑希望考虑的内容。自我催眠以一种宁静、有节奏的方式激活大脑皮质各部分及大脑内部的不同区域，其结果是身体产生放松反应，即身体减少氧气的消耗，用更少的能量做更多的事。自我催眠所激活的大脑部分，与悖论式放松所激活的部分截然不同。悖论式放松是你在上一章非睡眠小憩的部分所学到的技巧。

当你在做不同的任务时，比如看一辆车疾驰而过，会激活大脑不同的区域，而其他区域则会被关闭。当你没有明确的任务目标，又处于冥想状态或只是在做白日梦时，默认模式网络往往会开启。

自我催眠是一个大量涉及精神专注与集中注意力的过程。在做自我催眠的时候，你会感觉到无比放松，但是大脑却在不停地工作。

如果对学习自我催眠有任何疑虑，请完成以下测试。

1. 如果我学习自我催眠，_____。

　　a. 谁都可以将我催眠

　　b. 我可以随时随地把自己变成一头熊

　　c. 我可以获得一种放松式专注的状态

　　d. 我再也不会害怕机场安检的队伍

2. 自我催眠_____。

　　a. 首先需要找一个催眠师来教我

　　b. 会让我每天晚上流太多口水

　　c. 不贵

　　d. 是一种可以自学的技巧

3. 人们通过自我催眠，_____。

　　a. 实施躯体休息

　　b. 帮助自己入睡

　　c. 帮助自己实现不同的目标

d. 以上都是

答案：1.c；2.d；3.d

一般来说自我催眠很容易实施，而且很快就能掌握。下面来学习如何做自我催眠吧。

第12天：精神休息技巧1——自我催眠

当你身处信息爆炸的世界时，选择性关注重点信息的技巧就变得越来越重要。这意味着自我催眠就是在个人技能包中，你最需要添加的一项技能。

自我催眠是自主控制注意力的方式之一，其功效强大无比，因为它能让你以一种放松的方式保持专注。当你身边围绕着太多的喧嚣是非时，你就更需要集中精力。

正如放松的方式有几百种，自我催眠的方式也有几十种。以下是一种随时能运用的简易技巧。

翻白眼

多年来，学者对翻白眼做了大量研究。只有少数人眼球翻得特别好，大部分人都不太行。翻得好的那些人，能更快速轻易地实施自我催眠，而其他人则举步维艰，甚至有些人在翻白眼时犯傻。

其实，基因在此时起决定性作用。如果你的父母白眼翻得好，你很可能也能翻出个大白眼。眼球翻得好的人，自我催眠就更容易，而且自我催眠的过程也更快速顺畅。

翻白眼的生物学原理尚不清楚，但在心理学领域已经有了广泛研究。根据最著名的心理研究者——已故的大卫·斯皮格尔（David Spiegel，他的孩子在其身故后继续研究）的结论，白眼翻得好的人更倾向于重视感观而非思考，这些人比其他人更容易受他人影响，也更容易产生无限想象力。

学习自我催眠其实非常容易。翻白眼就是先双眼直视前方，然后把眼球向上翻到顶部，好像盯着天花板一样。

现在就试试。在椅子上坐直。脸面向正前方，看着视觉区域中的一个物体。然后，保持头部不动，眼睛向上看。

没错，向上看，保持这个姿势不要动。如果你觉得很奇怪，那估计你做对了。除非你要做自我催眠，否则大部分人做这个动作的时候都做不到头部保持不动，眼睛看向天花板。

下一步有点儿复杂。在眼睛向上翻转的时候，慢慢地，慢慢地，闭上双眼。在向上看的时候，眼睑是向下闭合的，就好像剧院的帷幕一样。

不论你是否相信，要想学会自我催眠，这一步是最难做的。一个翻得好的白眼，在合上眼睑的时候，会露出大量的眼白。翻得更好的白眼会形成一个 A 字形，当闭上眼睛的时候，眼球能向内翻转保持不动。

当然，这些状态你平时也不可能看见。拿我来说，虽然我花了不少时间练习，但我的催眠指导师告诉我，我的白眼翻得糟糕至极。不过我还是喜欢经常做这样的自我催眠练习。

你可以坐在一张舒服的椅子上，试着翻两次或者三次白眼。如果感觉很不舒服，试试只做 10 秒钟。然后，感觉眼球在眼睑后面的状态。眼球向上翻的时候，你能感觉到它们在抽搐，肌肉也有明显的紧张感。

现在，再做一次翻白眼。你的眼睛已经完全闭上了，但还是让眼睛保持向上看。

其实，除了透过眼皮的光线，你什么都看不见。如果留心观察，你能知道自己身处的位置是明是暗，但这不是你现在需要关心的事。

取而代之的是，你更应该把注意力集中到让眼球在紧闭的眼皮下保持向上翻转的状态。

现在，做一次深呼吸，用前文所学的方法深呼吸（躯体休息技巧 1）。老样子，吸气的时候数 4 下，呼气的时候数 8 下。感觉空气在嘴唇间穿梭，听着气息流动的声音，如潮起潮落。

你的眼睛还是闭着的，而且眼球还在向上翻着。

随着呼气，你会感觉到脖颈的后部开始放松下来。颈部放松是呼气过程中自然发生的情况，但颈部的放松能让人开始感觉到内心宁和平静。

随着下一次呼气，松弛的感觉从头部扩散到颈肩交界处。呼吸越深越长，松弛感会越明显。

坐着、呼吸着、眼睛闭着，可以感觉到这种松弛感开始向全身扩散。

在下一次呼吸过程中，感受这种松弛感从颈部扩散到肩部。随着呼吸逐渐深入，这种松弛感最终会在体内形成一种温暖的热流，让肌肉一块一块逐渐放松。

又一次呼吸，感受这种松弛从肩部开始贯穿至胸部。

每一次新的呼吸都能加深这种松弛感，你也能感受到全身的肌肉正从上往下一点点放松。很快，你或许感觉到腹部也开始放松。接下来，这一股松弛的波浪从大腿涌入小腿。随着深呼吸，松弛感慢慢从头顶扩散至颈部，进入肩部，贯穿胸部，流向腹部，涌入腿部，最后注入脚趾。

如果没有感觉到松弛感贯穿全身，也完全不需要苦恼。对大多数人来说，要达到深度松弛的状态是需要一些时间的。重要的是，在做自我催眠的时候，哪怕只感觉比以前有那么一丁点儿放松，也算大功告成。记住，在做自我催眠的时候，大脑和身体的状态正好相反，是非常活跃且聚精会神的，而后身体才能得到更好的放松。

要判断是否真的更放松了，你可以试试从自我控制、自我催眠的状态中恢复过来。做以下3步：①让眼球保持上翻的状态。②深呼吸。③睁开双眼。

当睁开眼睛的时候，你应该能感觉到更放松了。大部分人都会感觉到更平静。有些人感觉到一种从未有过的平静。

如果翻白眼让你感觉很不舒服

有些人很难翻白眼，这个动作会让他们感觉很困难，甚至有一些奇怪。这些人是少数，但是如果你有这样的情况，别紧张。你可以通过深呼吸来进行自我催眠，不需要为翻白眼而烦恼。

关于自我催眠的常见问题

我应该在哪里练习自我催眠？ 在任何地方都可以，只要能让你感觉舒适、安全，而且有一张舒服的椅子或者有个位子能让你用。

我应该多久练习一次自我催眠？ 如果想有良好的效果，应该每天练 3 次，每次 1 ～ 3 分钟。因为人在正常情况下，神志清醒的高峰阶段是在上午 10—11 点，以及晚上 6—7 点，所以这两个时间段都是练习自我催眠比较好的时间段。你可以任选一个时间段做，或者两个时间段都做。另一个练习自我催眠的时间是在睡前，因此很多人会把自我催眠当成睡前仪式的一部分。自我催眠是一种自主引导身体放松的高效休息方式。

完成了几天的自主催眠练习之后，你就会乐在其中。

有助简单放松的自我催眠

自我催眠是一种精神高度集中的放松方式。这话也合情合理，因为一般开始聚精会神做事时，最简易的方法就是先做到专心。

首先，你可以从专注于一个简单又能让人平静的东西开始——一个能让人愉悦的词。大部分人都喜欢专注于他们自己选的词。如果你不确定要选哪个词，可以先选择"家"或者"平静"。

随着呼吸，听着脑海中回响的这个词。听着自己口中朗读出这个词。除了这个词不要关注其他东西。如果你的注意力已经完全放在自己所选的词上，就已经学会了一种新的专注方式。此后，你就能将这种专注力应用于任何情境中。

专注地想着自己的词，保持 2 ～ 3 秒钟。只要加以些许训练，你就能让自己感觉到平静放松。

现在，你已经准备好下一步了。为了让自己感觉更神清气爽，通常做一些可视化练习也是值得一试的。可视化，顾名思义，就是在脑海中去看某些东西。你会看到什么完全取决于你自己。

一般我们都会把当天的大量信息在脑海中可视化。大量的脑部活动，尤其是在休息的时候，很可能涉及模拟我们可能会经历或者发生在我们身上的事。但是，我教给各位的可视化的方法，却是有方向性的、明确的，而且完全在自己的掌控之下。你可能想在脑海中看很多不同的东西，有些内容能令人身心愉悦。当用可视化作为精神休息中自我催眠的一部分时，你应该专注地去想那些能让人心平气和、神清气爽、放松自如的画面。你不需要关注那些会触动深层情感的东西，只要感觉平静、愉悦、简单足矣。这样的感觉能让身体更放松。

在完成了翻白眼的练习后，你的呼吸更轻松、更饱满，同时，能感觉到颈部和胸部都很放松，肌肉也不再紧张。你的思绪也更专注于自己呼吸以及体内自我控制的感官变化。

现在，来试试两种简单的可视化方法。

可视化方法 1

你穿着泳衣，惬意地沿着海滩一路漫步。你以前从来没到过这片海滩。海岸的形状像一轮完美的新月。海滩上的沙子太美了，就像一堆谷物撒在地面，摸起来凉凉的，亲吻上去也软软的。海滩的颜色是由沙子的明暗交织而成的，而且你一生中可能只见过一次这样的沙子，它呈现出淡淡的粉红色。

目光从沙子转向远方，你看见海水清澈如镜。俯视水底的沙子，你会发现它们形成了微型的山峰和山谷，就像完美真实的单色景观。海浪翻滚着，到达岸边时发出悦耳的哗哗声。海浪缓慢且匀速，一直沿着水平方向流动，翻滚的顶部形成了清晰的线条——充满活力的圆弧形，看着就像康定斯基（Kandinsky）画作的轮廓。

你是否感觉更放松了一些？请继续走下去。脚下的沙子柔软又冰凉，当你的小脚趾头接触到沙子时感觉痒痒的。你盯着阳光看了一会儿，看着阳光在波浪上轻跃时的光影斑驳。向下看去，水底突然呈现出明亮的粉白色，是沙子在水底形成了如此纯净的颜色。

沿着海岸线漫步是如此惬意自如，浪花拍打着曲折的海岸。海水实在是太诱人了，你无意识地缓缓走入海里。当踏入柔和清凉的海水时，阵阵海浪抚摸着你的小腿。望着水面下的沙子，你会看见双腿被清澈的海水环绕着，似乎覆盖了一层明亮的白光。

如果你想试试冒个险，就可以一头栽下去，潜入水中。然后，睁开双眼，波纹样的光线在沙滩上闪烁着，就好像太阳钻到海底寻找东西一样。你盯着这些粼粼波光看了好一会儿，到处都是蜿蜒游走的光线。

然后，在你的左边，你看见一些明亮的色彩——一群小鱼以极快的速度飞入视野。在你能看清楚之前，它们已经逃得不见踪影。

你又马上转过头来。现在，这些小鱼就在你的面前。你看见它们正随着缓缓流淌的水流来回穿梭，还盯着你这位新来的访客。现在，它们慢慢地像朋友一样靠近你。你看着它们的鳍懒洋洋地甩来甩去，嘴巴就在那对宽大又略显惊讶、还带有金色斑点的眼睛下面。你留意到它们身上奇特且夺目的颜色。所有的小鱼都有丰富而饱和的颜色，红的、黄的、蓝的、绿的。光线在它们的侧面和背部闪烁着，当它们慵懒地游到你面前时，鱼鳍有那么一瞬间在闪闪发光。你可以向小鱼点个头，结束这次可视化之旅，然后慢慢让自己朝着岸边的方向游回去。

如果这片沙滩不适合你，来试试第二个场景吧。

可视化方法 2

有时候，你总是无法如愿做到聚精会神，脑海里总是有一堆事情萦绕着，让你茶饭不思。在这样的情况下，设想自己身处于度假的场景似乎也要求过高了。给自己几分钟独处的时间，抛开工作、孩子、伴侣，或者父母。此时对你来说，似乎就像一个真实的假期时光。当你在工位上抬头环顾四周时，你看到的是一条长长的走廊，地上铺着了无生气的灰色地毯，似乎就是为了体现公司的专业性。"制度化"，你能想到的就是这个词。这个办公室简直可以被改造成恐怖电影的拍摄地。

你离开工位，步入走廊。走廊空荡荡的，一个人都没有。

你决定要做一件多年以来一直未完成的事：凌空翻滚。

这个过程要花点儿时间，所以慢慢来。首先，将双手置于地面，腿朝着身后翻起。很快，你会感觉到双腿向上蹬去，腾空而起。双腿的弹跳力令人瞠目结舌。不一会，你就弹出了办公室的走廊。因为移动得实在太快，你都好奇自己是怎么平稳落地的。但你确实成功落地了，还直挺挺地站着，而且身体几乎没有晃动。

你做到了。你感到强壮、灵活，蓄势待发。

因为这个过程太好玩了，你又做了一次凌空翻滚，觉得还不过瘾，又做了第三次。因为动作轻而易举，你玩得欲罢不能。你鼓励自己蹬得更高，弹得更远，在空中停留得更久。当你发现走廊尽头在慢慢靠近的时候，略微有些可惜。你放慢了速度，停了下来，回头看看走廊。

你的身体感到强壮有力，思绪也恢复了往日的活力。当睁开双眼的时候，你觉得自己的精神状态像运动员一样。

可视化方法 3

现在，来试试自己产生可视化的内容。闭上眼睛，你一路旅行，去往一处你真正想去的杳无人烟的自然美景中。当你到达时，开始你所知道的最迷人的徒步旅行。你可以一路穿越山间丛林，也可以漫步在蜿蜒的亮晶晶的黑色沙滩上，或者徜徉在巨大的天空下，闻着刚成熟的谷物新鲜的气味。开始你的旅行，看看你会走到何方。

有助睡眠的自我催眠

医生在漫长的生命里只睡一点点觉。所以当真的有时间睡觉时，他们真心希望睡眠能发挥作用。

多年以来，我发现身边许多同事即便在非常困倦的情况下，依然不认为他们可以躺下来，通过自我催眠来助眠。有些人真的只是通过吸气、呼气，专心想着类似"宁静"或者"睡觉"这些词就实现了；有些人则更喜欢用自主生成的不同的可视化意象助眠。

在快速眼动期，大脑中不同的部分或开或关。此时，大脑中有的系统被激活或关闭，各系统间的运作方式与处于意识清醒状态下脑部系统的运作方式完全不同。原因之一是此时大部分大脑顶叶处于关闭状态。大脑顶叶中的一些区域，能帮助我们掌握自己的位置——我们的身体处在三维空间中的哪个地方。

大脑关闭位置空间的感官，能产生相当奇怪的结果。请见以下例子。

你在做梦，梦见自己在家里和朋友说话。刚才你还在说话，但是突然就到了蒙特利尔，和另一个人说话了。

你不知道自己如何从家里瞬间移动到蒙特利尔。你无法解释自己怎么过去的，是什么把自己送过去的，甚至为什么要过去，然而，这对你似乎没有一点儿影响。你能毫不费力地穿梭于世界各地，带着小说家的从容，书写着自己的故事，而身边所有的东西都让你感觉真实自然。

　　睡眠期间，大脑关闭位置空间感官的另一个影响是，近乎99%的人都曾经梦到过自己在飞翔。这种人皆有之的飞翔之梦，现在也成为我们的一个切入点，我们能把这些图像可视化，然后让自己快速进入睡眠状态。

　　我有一个睡前小技巧，我的朋友也在用：当我的背或者身体一侧一碰到床垫，我就会马上开始可视化想象。在等待睡着的时候，我会集中注意力在脑海中看着自己飘浮在空中。

　　有时候，我会感觉身体似乎悬浮于床垫之上，也就几厘米高，就好像有个反重力的机器一直托着我。我感觉到空气好像仙气一样弥漫而上，环绕着我的身体，我的身体开始慢慢降温。不知何故，流动的空气像从未见过的香气氤氲的垫子一样，在我的身下浮动。如果我没那么快睡着，我会试着让自己飘得再高一点儿。我不记得之后发生什么了，因为那一刻我已经睡着了。深夜时分，当我做梦的时候，有时也会梦到自己在飞。

　　我的许多同事经常在睡前想象自己飞行的画面，因为他们喜欢梦见自己在飞。有时，他们的飞行，就好像自己坐着滑翔机一样。另一些人试过伸展开四肢，想象着自己在四处遨游，有点儿像超人一样。不必担心氪石或者莱克斯·路德（Lex Luther）出现，他们能看见自己飞跃进天空，盘旋而上又俯冲而下，侧飞之后又回转而来直冲云霄，或者为了到地表一探究竟而徐徐落下。

　　有些人想象着自己穿越阿尔卑斯山脉或者落基山脉，站在垂直陡峭的冰山和荒凉的冰川上挥手。另一些人感觉到一股强劲的风突然把他们吹了起来，就像悬挂式滑翔机正好迎上了一股急剧上升的气流。还有人像电影《红气球》（*The Red Balloon*）中的人物一样，在巴黎上空四处游荡，他们能从空中鸟瞰任何想看与想感受的东西。

　　通常情况下，要想自助催眠，想象一些飞行的情境是不错的方式。想象自己在飞兴许还会让你做的梦变得更令人愉悦。

第 13 天：精神休息技巧 2——关注自己的双眼

躯体休息要求我们将注意力集中在自己的身体上。精神休息能让人恢复精力，还能通过专注于身体之外的部分，实现自身的精神重建。通过自我催眠，你学会了聚精会神的休息方式。这个方式适用于几乎所有的精神想象。

大脑中产生的许多想象都是自我生成的——你想做什么就做什么，想去哪里就去哪里。精神休息能增强平静感、活力感和警觉性，这些都可以通过专注于自己周围的环境而迅速获得。

问题是周围的环境有太多的东西，我们通常做不到样样关注。若事无巨细地关心整个世界的变化，会让人不堪重负，但是仅仅简单欣赏一下我们周围的空间就常常令人兴奋。当练习心灵休息技巧 3 的时候，你就会知道如何思考了。

但首先，把注意力放在那些特殊的、微小的、可爱的事物上会更容易些。对我们大多数人来说，先关注自然世界的某个东西是不错的选择。

关注自然

我们大部分人都能看见树或植物。我办公室的窗户外面就有不少棕榈树远远地在风中摆动。因此，我一般会把注意力放在其中的一棵树上。在北部地区，橡树和枫树的树枝是容易关注的对象。

首先，单纯地看着棕榈叶或者树枝——什么都不用做。眼睛盯着树，让自己集中精力看 20 秒。一开始，你可能感觉不到过了有多久。但是，如果真的非常专注，每一秒你都会觉得过了很久。

可能你以前也看过那些棕榈叶或者树枝，但只是一扫而过。你看不到任何能吸引目光的东西。现在重新再看看它们，慢慢地，仔细地看。你可以开始把看到的东西分类。它们是什么颜色的？它们的生长是不是具有统一性？它们有没有黄绿色或者混杂着棕色的绿色？如果有叶子，叶子有多长？该怎么形容这些叶子的形状呢？它们有多大？树上有多少叶子？

下一步，如果外面有风的话，观察一下你关注的树枝或棕榈叶的移动和变化。每一片叶子都随着微风向同一个方向飘动，还是说它们都任意地随风飞舞？叶子的动作是否协调一致，微风中是否荡漾着层层波纹？它们是忽动忽停、僵硬死板的，还是平稳自如地在空中摆动？

　　完成这个分类过程之后，可以试试纵观整棵树的棕榈叶或者树枝。不要试图用语言描述它们，或者用数学方式测量其长短，只是把棕榈树当成一个整体。你能把所有的图像整合起来，印在脑海里吗？或者，你是否需要先把棕榈叶用文字区分，或者用图像区分，然后再把所有信息拼凑成一个完整的图像？

　　看看你的手表或者手机，你看着那些棕榈叶看了多久？你以前能像现在这样把所有其他事情都抛到脑后吗？

你的大脑在做什么？

　　当你第一次观察棕榈叶时，你要做分类、研究、分析，你会运用词语、数学，以及与记忆中的其他图像做对比。

　　对大脑来说，这是一个不可思议的活动过程。你激活了视觉皮层以及运动与测量的感知能力，还调取了记忆库中所有曾经见过与了解过的植物。虽然大脑非常活跃，但你感觉到无比放松。

　　这是因为你只想着一件事，非常专注。你没有惦记着上次收到的惊人的电话交费单，也没有想着漫长的通勤时间，或者琢磨你费尽心思给孩子买了乐器，孩子为什么不愿意练。没有任何杂事能阻碍你。如果你觉得有，就马上回去看看那片棕榈叶。现在的你注意力集中，屏息凝神，只关注于自然世界最小的一隅。

　　只要做到专注，随着时间的推移，你就能看到更多东西。对这个世界看得越仔细，你能看见的东西也就越多。把注意力集中在自己的感官上，也是另一种学习形式。大脑中不同区域的关联性因此得以增强，增强的感知力从此成为你终身的能力之一。

　　这种专注感能带你远离零乱的思绪，也让你更有能力控制自己的意识。随着你试着对眼前的一切做简单的鉴赏，更深层的改变开始了。

　　当你看着棕榈叶的时候，眼中别无他物，单纯看着叶子，不需要思考如何用语言去描述或定义它们。此时，大脑转入了另一种不同的模式。你没有继续给叶子分类，而是陷入了沉思。你能感觉到体内的宁静感、平和感以及放松感。

　　从看棕榈叶过渡到沉思状态，上述感觉并非每次都能产生。对于大多数人而言，观察树叶的行动很快让他们觉得有趣且兴奋。他们开始观察植物所有的运动，感受树叶在空中的多种变动。过了一会儿，他们甚至能感受到自己喜欢哪种变动。

有时人们告诉我，他们不会看着棕榈叶，而是想象自己就是一片棕榈叶。他们感知微风、温度、光影的变化，甚至空气的味道。在 10 秒、20 秒或 30 秒的时间里，他们离开了自己的躯体，以一个完全独立、放松的角度看待世界。有些人能开始感觉到自己是无边宇宙的一部分，并享受这种感觉，我们称其为灵魂出窍。而且，他们本着游戏的精神，快速且简单地感知着。我们都希望休息能成为一种真正好玩有趣的活动形式。

眼睛关注何处？

你可以关注任何有生命的东西或者任何自己喜欢的图像。然而，一开始你关注一些自然生物，或者在真实生活中有机会看到的物体会比较容易。

如果你被困在一个没有窗户的办公室里，可以摆一张自己觉得好看的照片。但是，最好还是关注一些自然界的东西。任何有生命的物体，都能让人感兴趣，但是最好从一些视觉上静止不动的物体开始。你的狗狗或许令人着迷，但是植物不会移动却效果更好。桌面放一株兰花，或者一小盆植物，比如仙人掌或者玉树盆栽，只要有光线，它们很容易就能让你的眼神聚焦。

何时让眼神聚焦？

练习有助于你更好地掌握各种技巧。同理，许多精神休息法也是如此。如果可以，最好每天练习眼神聚焦 2 ～ 3 次。每次练习的时间保持在 20 ～ 30 秒。一开始，即便如此短暂的时间也让人感觉很漫长。之后，随着练习眼神聚焦的次数增多，你或许会发现让时间走得慢一点儿似乎很难。

当达到这种境界的时候，轻拍一下自己的背部。这意味着专注的过程，开始变成一种思维体验，一种用自己的思维来创造自我挑战的技能，让自己能随时调出过往经历，并控制对世界的感知。感受那种体验，它能把枯燥乏味的一天变得富含趣味并让人身心愉悦。

如果你只有很少的时间做眼神聚焦，可以试试在饭前饭后短暂地瞟一眼大自然。如果眼神聚焦让你延伸出其他的感官体验也不用太惊讶。观察力越敏锐，听觉或味觉也会变得越敏锐。除了品尝一顿美味佳肴，你还能闻到它，看到它，感受到食材质地的变化，直至整个就餐体验让你觉得感受强烈且丰富多变。这就是眼神聚焦的效果。

第 14 天：精神休息技巧 3——踏着音乐行走

苹果随身听之所以流行的一个原因是我们喜欢听音乐，我们喜欢随着音乐摇摆。

给小朋友一个机会，他们几乎能听着任何一首曲子摆动起来，而且他们还会以小组形式一起摆动。人类天性就是随着音乐群起而舞。看看伍德斯托克音乐节、任何大型摇滚音乐会或狂欢晚会，都是如此。根据奥立佛·萨克斯（Oliver Sacks）在《恋乐癖》（*Musicophilia*）中所述，其他物种对音乐的感知是不同的。其他物种会随着音乐摆动，但是它们都是个体运动，并不是以群体形式运动的。我们的身体与灵魂自带节奏感，而且我们带节奏感的行为会与他人形成共鸣。

走路也是一种带节奏感的活动，是我们喜欢做的运动之一。对许多人来说，走路是一种艺术。

现在，你可以开始让行走充满音乐感。

如何踏着音乐行走？

你可以使用一部苹果随身听、一部手机，或者任何能播放音乐的电子设备，只用自己的脑袋也同样有意思，而且还更灵活。

我们大多数人都会听到脑海中的音乐，而且这种情况时有发生。或许我们可以通过脑海中的旋律来协调我们的思绪。并不罕见的是，我们还能通过脑海中响起的旋律，来判断自己的情绪。

在开始踏着音乐行走之前，你先找两个自己真正喜欢的音调或者旋律，在脑海中依次播放一遍，每个曲子至少听 20 秒。

现在，找一个你喜欢去散步的地方，可以去一个花园，一条布满通透敞亮的店铺的街道，或者城市中央的一个公园。但是，如果你和我们大多数人一样，你很可能也要去一些环境不甚优美的地方，比如一个停车场，或者一条能拍摄《闪灵》（*The Shining*）场景的办公室走廊。要踏着音乐行走需要一定的空间，但神奇的是你不需要太大的空间。

把你的注意力集中在快速的曲调上，然后，听着几种不同的乐器演奏，或者人声演唱。现在，跟着节奏迈开步子。

首先，沿着直线走。如果你看见同事或者上司，就礼貌地点点头，但注意力还是要放在旋律上，随着旋律行走。

跟着快速的曲调走 20 秒。然后，转身回来。

这次，跟着缓慢的曲调走。在这种状态下，你可能会发现小腿肚和大腿肌肉的感受很奇怪。继续试着走下去，随着脑海中的曲调移动。我们大多数人天生行走就有节奏感，当我们和某人并肩行走的时候才能意识到这点。脑海中的音乐，尤其是缓慢的旋律，或许无法与你的自然行走的节奏相匹配。

无论如何，先跟着这首曲子走起来。听着曲子，然后从胸腔、大腿、小腿肚、脚踝的位置去感受音乐，让肩膀随着节奏的变化摆动起来。

随着不断行走，你会看到自己从 *A* 点走到 *B* 点，然后创造了一个伟大的机会发现，原来行走是我们所有人类最自然的行为。人体就是一个行走的机器。我们走过沙漠、山川、平原、高原，我们甚至走到了北极，还走遍了地球上所有可驻足的地方。为了我们的食物、家园、所爱的人，我们必须行走，也会继续行走。

然而，当踏着音乐行走时，你所做的比单纯的行走要多得多，你要专注于韵律和节拍。以这种方式行走更像在舞蹈。

你已经听着快节奏的曲子走了 20 秒，然后跟着缓慢的曲子又走了 20 秒。留意一下，肌肉在不同曲子下的感觉有哪些不一样。

现在，听一些不一样的曲子，你的心情是怎样的，是开心、悲切还是欢喜？

随着行走，你自己能感受到这些情绪。就像听着苹果随身听，你在脑海中能自主选择曲调、节奏，以及情绪。

下一次踏着音乐行走时，可以选一首旋律欢快的曲子，和一首旋律悲伤的曲子。跟着每一首曲子走一次。你要留意自己随着不同的曲子摆动时，感受到了什么。

肌肉的感觉一样吗？当曲子旋律轻快愉悦时，肩膀摆动的幅度更大些吗？当曲子旋律悲伤凄楚时，自己的摆动幅度更受限了吗？

如果这样做，你会发现许多感知起码有一部分在自己的控制之下。当踏着音乐行走时，有少许短暂时刻，你能感觉到音乐、节奏、韵律、情绪会给身体带来怎样的改变，而所有的改变都是瞬间发生、令人惊愕，且单纯质朴的。现在，你不仅能把步行当成一种实用的旅行工具，还能开始在行走中感受到自己好像在冒险一样——一种放松的冒险。通过挖掘出能反映体内交流模式的自然节奏，音乐可以让你恢复精神，还能提升你做事的能力，让你能做更多想要做或需要做的事。活动一下身体，就能让精神得到休息。

何时踏着音乐行走？

一日之初以及一日之末，都是踏着音乐行走的不错时间。让音乐与运动成为你日常活动的小插曲。

有时候，你没有那么多时间享受。所以，当白天紧绷着神经，而且发现工作又难、压力又大的时候，花 1 ～ 2 分钟去走廊上走走。如果你想有一个目的地，那就在去洗手间或在楼梯间上下走动时，踏着音乐行走。

当你需要快速提升身体能量时，随着欢快的曲子走 1 分钟。如果还有时间，就走 2 ～ 3 分钟。随着快速的音乐走动，是能量提升技巧中的一个（请见第八章），它能让你很快就行动起来。许多此类技巧，能激活大脑多个区域。这些区域能激发快感，增加大脑中的多巴胺，人们称其为大脑的奖励回路。

午饭时间也是踏着音乐行走的好机会。如果你和其他人同行，请先确保其他人能理解你有片刻心不在焉，或者可以跟他们解释一下，你需要一点儿时间来想些事。

在何处踏着音乐行走？

许多精神休息技巧都能让人随时随地放松。你可以在厨房、客厅踏着音乐行走，或者在回家途中、在公寓大楼的车库里带着节奏行走。

踏着音乐行走不需要太长时间，只走 1 分钟就可以享受到这种行走带来的显著好处。或者，只要你愿意，也可以走很长时间。

踏着音乐行走能让你感觉到音乐成为你身体的一部分，你可以随时随地这样行走。通过感受脑海中的音乐，以及遍及全身的律动，你会乐在其中。

第 15 天：精神休息技巧 4、5——耳爆法与花园散步

我小的时候，有个电影是根据当时的流行戏剧改编的，名叫《让世界停下来：我要离开》（*Stop the World: I Want to Get Off*）。这部电影是一个失败之作。然而，今天我越来越多地听到带有这个电影名称的话。

离开这个世界是很难的。你可以随便问一个宇航员飞到太空有多难。少数有钱人在支付了数百万美元，经受了无数测试，并接受了可能吓倒专业运动员的身体训练之后，在国际空间站度过了一段时间。企业家富兰克林·加里奥特（Richard Garriott）就是其中之一。他在 2009 年接受《时代周刊》（*Time*）采访时说，他是一名宇航员的儿子，他认为成为一名宇航员对他来说是轻而易举的事。当他在青少年时期，因为糟糕的视力被告知将永远不能成为一名宇航员时，他备感震惊。加里奥特因此下定决心，一定要进入太空。据报道，为了乘坐俄罗斯航天器到达国际空间站，他支付了 3000 万美元。

但是，我建议不论生活中的事情有多难处理，你也无须跑到太空上去。你需要的是一个能放松的开关，而且在理想情况下，能让自己随时随地想放松就放松。如果你正处于工作或家庭的混乱中，或许需要停下来，厘清一下自己的头绪。如果身边都是对你不怀好意的亲戚、疯狂的邻居，或者易怒的总裁，你可能只有几秒钟时间去按下休息开关。

在充满压力的时刻，你需要一个快速的休息开关，能让自己彻底放松。耳爆（ear poping）法正好能满足这个需要。通过停止并突然重启大脑的感知器官，耳爆法能迅速为你提供一种途径，既能马上减缓事件的发展，又能让你重新审视事件。

耳爆法

有时候你不得不用一个声音盖住所有的外界噪声。实施耳爆法，你只需要把两个食指塞进耳朵里，尽量堵住所有缝隙，隔绝外界噪声。如果有时间，就

让食指在这个位置停留 10 秒钟；如果时间不够，就停留 5 秒钟。如果你处在一个能自由活动的地方，也可以把眼睛闭上。

首先，听着这无声的宁静。有些人，当他们第一次尝试耳爆法的时候，他们听见的是体内深处低沉的轰鸣声；另一些人可能会听见自己的心跳。以上两种情况都是正常的。但是，你真正需要关注的是逐渐减弱的声音、越来越小的噪声。如果可以的话，集中注意力听着无声的一切。

5 秒或 10 秒之后（你可能会觉得时间过了很久），迅速拔出手指，耳朵内会形成爆破声。

现在，睁开眼睛，环顾四周。

把注意力直接放在眼前的视觉感知。你在哪里？你看到什么颜色？颜色是深的、浓郁的，还是如有光泽的泡沫一般？依次留意每一种颜色——绿色、蓝色、白色，关注周围环境中最突出的那个颜色。观察房间里的光线，光线是从窗户进来的还是从人造灯射出的？它是什么颜色？强烈吗？明亮吗？

如果你在室内，环视一下周围，看看各种物体。你视觉范围内的物体形状，是方形、圆形还是矩形？它们是椅子、书桌还是台灯？

下一步，只关注声音。你听见什么了？身边有多少种不同的声音？你能分辨出这些声音是从哪里发出来的吗？有多少声音是从身边的东西发出的，有多少是从远处的物体发出的？

最后，留意屋子里的人，试着去感受他们的存在，而不是关注他们外在的样子。他们在这里做什么？他们做这些事情的动机是什么？他们的工作安排有什么联系吗？

观察周遭环境所有细节的过程，大概只需要几秒钟，最多 1 分钟。但在这简短的时间里，你已经放松了自己，能对身边的一切给予更多更全面的关注。

你可以根据自己周围的情况问各种不同的问题，答案可能会脱口而出。大脑在飞速运转，而且一旦找到了正确答案，大脑会以难以想象的速度回答问题。

通过耳爆法，你抽出了短暂的一刻喘息时间。环顾四周，确定自己在哪里，自己在干什么，留意什么东西在身边，以及身上发生了什么事，这些动作只花了几秒钟。

对耳爆法加以练习之后，你就能在很短时间内让大脑高效重启。没错，在某些社交场合，这看起来很奇怪。你可以告诉那个问你在做什么的人，你在抠耳朵。这也是真实情况——耳爆法能把耳垢从耳道里抠出来。除非你想告诉别人，否则你没必要跟任何人说，其实你同时也在清理自己的思绪。

有很多方法都能重启你当前的感知力。禅师或许会扇弟子巴掌，强迫他们把注意力集中在当下正发生的事情。你能以更轻松的方式重启自己的感知力。

实施耳爆法之后，世界看起来更明亮了一些，也更清楚了一些。大脑会感谢你对它的关注，以及它怎样看这个世界。一旦你的认知被重置，你实施其他让自己放松与恢复精力的技巧就更容易了。

花园散步

在一些宗教书中，天堂给人的印象就像一个花园。中国人说，大自然辽阔且深邃。要想感受大自然的奇妙，你不需要去一个真实的花园。

要想找到一处能让思绪放松的花园，你只需要借用一个自然界的东西足矣。一旦你到了自己的那个自然世界，只需要短暂观察就能让你的精神获得休息。

很多人告诉我，他们在工作中，甚至在旅途中，错过了与自然界的接触。有时，你需要随身带着一些自然界的东西。但是，若能走进自然，这将变成一次奇妙的经历。

寻找花园

有时候，为了寻找一个花园，你需要做的只是四处观望。

在我住的公寓外的那条街对面，矗立着现代城市生活的必需品——电线和电线杆，它们无处不在，又静止不动，所以很多人都从未留意过它们。每当要求大家画一个城市风景或者他们所在街区的外貌，大部分人都会忽略这些电线和电线杆。

我没有花太多时间去看电线杆。只有当自然界的闯入者蹲在电线杆上的时候，我才会去观察它们。

街对面光溜溜的不锈钢路灯，常常是鱼鹰（鹗）的休息之地。当栖息在高处的鱼鹰，俯视地表寻找猎物时，会将棕白相间的翅膀从身体中线均匀地向两侧展开，然后发出高亢的声响，向同伴发出信号。

眼前那些小圆球形的陌生的植物是空气凤梨，它们有时抓着电线杆间的电线，这些电线横跨附近的大马路。那些灰色和绿色的花丝，看起来像某种有机的生命体，好像科幻电影里流离失所的小怪物，由于其身处奇怪的位置而变得更加奇怪。看见复杂地纠缠在一起的灰绿色球体，在高空电线上快乐地茁壮成长是很奇怪的一件事。

那里没有地，没有土，没有显著的营养来源，那些东西是怎么在那里生存的？

空气凤梨之所以能生存，是因为它们是寄生植物。寄生植物把自己附着于其他组织结构上，生存所需的水分和营养都在空气中，等到下雨时才落在它们身上。

自然生物随处可见。除非你在一个半导体加工厂工作，否则很难做到把自然生物挡在门外。

走向花园

在任何能看到自然生物的地方，你都可以把它想象成一个花园，那么你寻找花园的过程就容易多了。地衣大多出现在没有生命且粗糙的岩石表面，有时一簇草会直接从办公大楼坚硬的砖墙表面探出头来，展现出它们顽强的生命力。

散步是一种人天生就会的放松活动。如你所见，散步作为一种有律动性的活动，会涉及挑战、技能，也会让你在愉快中忘却时间。

只是出去走走，看看大自然，就能马上让人获得精神休息。英格兰的埃塞克斯大学于 2007 年实施了一项社会心理学实验。实验结果显示，相比穿行于城市中的购物商场，在大自然中漫步对情绪的影响更为巨大。也许是进化的影响，我们喜欢看绿色的东西。幸运的是，即便是贫瘠的城市，依然生长着几十种不同种类的植物。

许多植物都不甚引人注目，除非我们仔细留意它们。美国四处都有草坪，但是人们平时什么时候会去看看这些小草呢？这些草的种类有几十种之多，每一种都有不同的结构、颜色、群生形式。新英格兰乡村有磷光绿色的草，佛罗里达州毛茸茸状的草坪呈淡棕绿色，那些草坪上也长有在美国其他地方被视为杂草的其他种类的草。

如果经过一户人家，你或许能看见一个未打理过的花园里，有很多不同种类的植物群。现在，花几秒钟时间盯着一个角落观察一下。试着把注意力放在一个自己以前从来没留意过的地方，留心看看这些植物的结构，还有它们的种类，看看它们与生俱来的生命模式。

如果你仔细观察，你就能发现眼前的美好。生命的艺术形成于你我目之不及之处，但几乎所有的生命模式都有着奇异的结构。这也是艺术的美妙之一。中国或日本的书法大师创造的书法作品传递的信息或许不足为奇，但书法字体的艺术形式能让观者联想到雁过长空、浪淘风簸，或者鸟儿从天而降等景致。中国艺术评论家早在 1800 年前，就开始推崇这种自然主义的书法。抽象派画家罗斯科（Rothko）或波洛克（Pollock）也是在用艺术的形式表达自我的潜意识，而且他们的作品大多能瞬间让人联想到自然界的生命模式与色彩。

如果你无法外出，也可以在家里或者工作的地方看看自然植物。可以到同事的玉树花盆栽或者仙人掌那里看看。摸摸顺滑娇嫩的叶子，感受叶子蜡质的角质皮，以及那不沾水的表面。如果没人有植物，自己带一株吧。

不要担心会养死自己的植物，有些仙人掌的生命力是很顽强的。我是个坚定不移的植物保护主义者，我办公室里那棵小小的仙人掌，至少度过了十几个冬天，仍然保持着良好的状态。我不太勤快打理，主要靠不定期浇水。

如果你的办公室有个不错的角落，向外面看看吧。哪怕只看 15 秒的云彩，也能感受到它们的动态变化、它们的体积，以及它们的三维纵深。如果在微风和煦的日子里看云彩，它们似乎拥有生命力。云彩应该有生命。最近的观点认为，宇宙射线是形成云彩的一部分原因。看看云彩在怎样变化。街道上的树阴会随着天空中云彩的变化而变化。

你也可以捡一些不再有生命的自然之物。在非常重视自然的文化中，人们会将一些自然界的植物带到室内，以提醒自己注意当下的季节。日本和芬兰人有时候会带一些叶子、花或者树枝到他们工作的地方，也会带回家里。这些小东西能提醒他们，在他们身处的室外，存在着浩瀚的大自然。

散步带有节律性，能让人放松。当散步具有明确的目的地时，也会带来更多益处。做一次小小的探险，寻找一些生命体或其他自然界的东西，然后把它们放在一个只有自己知道的地方。艺术家经常玩一个与此类似的游戏。他们把一幅小小的油画或者素描放在一个奇特且难觅的公共空间里。你可以把那些自然界的东西放在草坪上、楼梯间，或者办公室的书柜上。然后时不时过去看看，看看它们是不是还在原地。有时候它们会不见了。若果真如此，看看以后能不能放到另一个地方。若有人也对这种与环境之间保持联系的做法感兴趣，你也可以和他们聊聊这些事。

在花园中漫步

假若真的有个花园能去走走，人会感到很愉悦。即便在城市的"水泥森林"里，马路边也能找到一处花园。

可以的话，去花园走走。一般这种离开家庭与工作的休息间隙，可以控制在 5～10 分钟。你可以边走边四周围看看，看看身边所有不同形式的生命。

在到达花园之前，设想一下今天的花园是怎样的。它是否和上次去的时候不一样了呢？

它应该会不一样。自然界，包括人类的身体，都是持续循环变更的。季节、温度、光线，还有动物、人类等的破坏行为，改变了我们曾见过的一切。许多园丁都很喜欢看着植物生长。

当你在花园中漫步时，不论看向何处，你都会发现一些新事物。行走的时候保持深沉缓慢的呼吸，训练你的眼睛、耳朵、鼻子去关注身边的东西。观察绿色生命是一种很好的休息方式。看着大自然日日夜夜地变化，对精神来说是天然的兴奋剂。

漫步穿行于大自然中，自己每天都会有不一样的感觉。英国有许多不同类型的研究都表明，居住在绿色环境中的人比较长寿。有些研究者认为，这一结果归因于人们走得更多、锻炼得更多，而且他们对社会群体与社交休息的感知度也提高了。有关社交休息请见下一章。然而，大部分的益处或许来自精神休息，而精神休息又源于我们走出家门，沉浸在大自然的怀抱之中。

小结

生命带有节律以及天然的韵律，休息也如此。

精神休息能让人的意识与身体专注于周围的世界。我们能在任何地方做一个简易快速的精神休息，主要的局限性是自己的想象力不够丰富。练习几种不同的精神休息技巧，你的想象力就会提高。

本章主要介绍了：

- 自我催眠
- 关注自己的双眼
- 踏着音乐行走
- 耳爆法
- 花园散步

现在你已经了解了以上方法，也知道该怎么去做了。你可以在任何方便的时候去实践这些精神休息技巧。不需要全部都用上，但只要持续练习，这些技巧能在各种环境下即刻带来意想不到的效果。

精神休息能让人放松身心，与身边的世界保持联系，也能让人感受到自己是自然界的一部分。精神休息能降低血压，训练双眼，还能让人在孤立无援、压力倍增的情况下，感受到一缕愉悦。当周围所有人都烦躁不安，而自己又需要获得被人理解以及目标明确的感觉时，精神休息技巧可以让你冷静下来，然后重置自己，否则你只会逃避。

有很多方式可以重置自己。把它们都用起来，就能产生 1 加 1 大于 2 的效果。

第五章　社交休息

我们是社会型动物，我们都要通过群体间的社会关联才能生存与生活。社交休息能增强我们的力量，保护我们，娱乐我们，也能让我们明确生活的目标。经常采用不同形式的社交休息，在很大程度上能让我们保持身心健康，甚至还能救我们的命。

我们的社会关联无处不在。地球上有近70亿人口。在部分地区，比如印度德里的月光集市或者香港九龙的街头，有许多人聚在一起。让人难以想象，在这么有限的物理空间里，怎么挤进去这么多人。

而且，人类这个物种的社交需求比其他物种都多。这个世界在不断地城市化，城市间的联系也愈加紧密。距离，至少在我们这个星球上，不再会对人们的交际产生太多影响。现在，你可以在英国剑桥或者山西大同观看同一场哈佛大学的讲座，或者在任何有人居住的大陆上，与同事用超大的显示器进行实时对话。

为何人类如此需要社交？因为我们是通过社交建立联结的。社会关联并不只是我们的能力之一，它也是我们大脑结构的一部分。

如果你还是对社交休息的概念比较模糊，可以做一下以下测试。

1. 社交休息是由 _____ 促成的。

　　a. 社会一体化

　　b. 社会支持

　　c. 付出与分享

　　d. 以上都是

2. 你获得的社会关联越多，你的寿命就越长。

　　对　　错

3. 应激反应似乎是由社会支持产生的生物介导反应。

　　对　　错

4. 社会关联必须是长期且深入的，才能发挥作用。

　　对　　错

5. 社会支持几乎可以不花时间，也可以持续一生。

　　对　　错

6. 社交休息阻止了精神休息。

　　对　　错

7. 我是否死于心脏病发作，受我与朋友的相处方式影响。

　　对　　错

8. 我患癌症后是否能活下来，受我的朋友影响。

　　对　　错

9. 社会支持对生存的帮助，与＿＿＿＿＿＿＿＿一样。

　　a. 避开吸烟场所

　　b. 从不超重

　　c. 从未患高血压

　　d. 以上都是

答案：1.d；2. 对；3. 对；4. 错；5. 对；6. 错；7. 对；8. 对；9.d

　　我经常和临终前的人聊天，他们时常提及曾经度过的假期，很少会谈到他们的金钱和社会地位。大部分人会说起他们的工作，但是，他们最常谈起的也最在乎的是什么呢？他们的人际关系——谁关心他们，他们照顾的人以及关心的人。

　　我们的社会关联藏得如此之深，有时都让人不可思议。许多时候，人们拿起电话，会去找上次主动联系自己的那个人，然后打电话过去。许多人都能感知他人的情绪、思维状态以及性格。这种感知通常当下即刻发生。当人们之间距离比较远的时候，这种感知也会偶尔产生。

许多年前，我的一位朋友跟我说了一件奇异的事。他突然间对一个表弟感到十分担忧。他知道有些不好的事，就要落到这个表弟头上了。

他好多年没跟这个表弟联系了，也从没有觉得和这个表弟有亲近感，他只是在脑海深处知道，表弟有事发生了。

我的这个朋友给他的表弟打电话。表弟不在，家里的人就出去找他。表弟当时躺在自己汽车的底盘下面修车，支撑的铁架子断裂，砸了下来，他被车砸在下面。他的家人发现后立即抬起车子把他救了出来。救护车很快赶到，表弟活了下来。

我朋友问我这有什么科学原理，能让他在千里之外就知道表弟命悬一线。我用近年来从医过程中说得越来越多的一句话回答他：“我不知道。”

我知道这类事经常发生。人们告诉我他们必须马上打电话给一位至亲或好友，然后发现这个人生病住院了，或者已经离世了。有些人知道他们会与谁结婚，即使他们彼此从未见过面。许多人跟我说过这种现象，他们想确认一下自己是不是疯了。

基于我的临床经验，这些人绝大多数丝毫没有疯的迹象。我们大部分人会感觉到与他人存在深层的关联，而这种关联大多又难以用言语表达，它似乎违背当今人们对通信、信息传递以及物理性质的科学理解。

我们通过各种方式感觉到与他人有深深的关联，我们无法定义这些方式。在健康、生存和自尊方面，我们也有深层的关联。对社交休息与社会关联的相关研究，在 20 世纪 70 年代末才真正开始并一直持续到今天。

伯克曼与赛姆

1979 年伯克利大学的两名研究员丽莎·伯克曼（Lisa Berkman）与 S. 伦纳德·赛姆（S. Leonard Syme）共同发表了一篇研究论文 。他们跟踪研究了 6928 名处于青年期与中年期的成年人。两位学者都是人类人口实验室的成员，实验对象是居住在加利福尼亚州阿拉米达郡的随机人口样本。两位科学家决定观察社会一体化情况及其对健康的影响。

他们把社会一体化定义成几个特殊的社会纽带——婚姻，与亲戚、朋友联系的频率和方式，以及是否参加了社区或教会的团体。不论两位学者怎样观察或者在何处观察，社会一体化的确影响人类的生存。

心脏疾病患者的存活率大大提高，大部分影响健康的因素，都与社会纽带的紧密程度密切相关。那些离群索居的群体社会活动参与度比较低，与那些社会关联更为紧密的群体相比，这些人的死亡风险有所增加，男性增加了 2.3 倍，而女性增加了 2.8 倍。然后，调查中加入相关的统计学变量控制，就可以找出大多数已知疾病的风险因素。

在贝克曼与赛姆的论文发表之后，有关社会支持的调查研究开始突飞猛进。类似的研究一个接一个地在不同的国家开展，得出了惊人相似的结果。卡内基梅隆（Carnegie Mellon）大学的谢尔顿·科恩 (Sheldon Cohen) 在 20 世纪 90 年代发表的一篇广受好评的研究评论中这样写道：无论人们是突发心梗、深陷抑郁情绪，还是身患癌症或传染性疾病，社会支持都能起到重要的作用。

还有一些研究者研究得更为深入，他们想知道是什么因素构成了有效的社会支持，是交往的人及数量，还是心理与社会意义。

心理与社会意义当然起了决定性作用，无论是自己获得了支持，还是向他人提供支持。

下一个问题是为什么这些支持能起作用。为什么社会支持有助于我们生存？一些最新的研究理论认为以下所述属于社会支持。

1. 帮你应对事情。

2. 鼓励你做更有益健康的行为（如戒烟）。

3. 提供稳定感。

4. 给你可控感。

5. 让你变得更自尊自爱。

6. 给你有用的信息与建议。

7. 带你进入一个社群，让你发挥作用。

上述这些已经通过实践得到了证实。举个例子，2009 年的多项研究显示，对糖尿病患者增加社会支持后，其果糖控制能力有所提升，而且即便是极其微弱的社会关联，也能产生正面影响。但是，这些社会支持提供的主要是心理与社会方面的益处，我们并不知道它们为什么会起作用。另一些人尝试从生物学角度研究社会支持为何如此有用。

理解社会支持的生物学机制只是整个研究进程中最早期的部分。以下是自2004年以来，生物学领域的研究者已经着手研究的内容。

下丘脑垂体轴 (HPA) 是一个巨大的神经内分泌回路，能协助控制应激反应，以及许多适应性反应。社会支持能触发 HPA，其中一部分通过大幅削减皮质醇激增以控制应激反应。肯尼斯·肯德勒（Kenneth Kendler）在2005年发表的几项研究结果表明，抑郁症发病率，尤其是男性的发病率，能通过社会支持而有所降低。其他研究显示，催产素是一种增加人的温情与情感联系的激素，能因获得社会支持而增加。动物能从同伴处获得更多支持，因此它们的免疫反应也更好，而且对感染的恶劣反应也较少。

然而，我们对大脑如何通过神经递质、激素、直接的神经连接系统，与其他器官进行交流和协调的认知，仍然处于初级阶段；对于人类大部分生物系统的信息交互是如何实现的，也存在大量未知领域。我们知道，每个人体表或体内至少有100万亿个不同的生物体，主要是细菌、病毒和真菌。这些不同的生物体是如何与我们体内10万亿个细胞实现交互的，目前尚未可知。表明这些不同类型生物体对人体重要性的一个标志是，大概8%～12%人类基因组起源于逆转录酶病毒。直到1983年，当著名的逆转录酶病毒艾滋病病毒（HIV）被发现时，人们才开始对逆转录酶病毒在体内的作用有所了解。

身体是一个无比庞大的机器，什么东西能引起什么反应，可能需要研究人员耗费相当长的时间才能弄明白，这也会让我们对体内系统如何交互作用能有更好的理解。

现在，你已经知道，社会支持能从心理、社会等方面助力人类生存并享受每一天，它也在其他方面助力我们的生活。社会关联能让我们获得较好的休息。

社会接触

社会支持有太多的好处，所以在日常生活中我们当然要经常使用它。真正的问题是如何才能做到。

一种方式是社会接触。伟大的小说家E.M.福斯特（E. M. Forster）曾写道："唯有联系。"披头士乐队的歌词也说："我在朋友的小小帮助下渡过难关。"正是社会接触才让人能实现目标。

许多人热切希望能获得社会关联的体验。我们渴望获得心理与情感的抚慰，想知道有人是关心我们的。还有人希望能感受到我们在关心他们。人类渴望获得安慰，其本身就是医学安慰剂效应中效果显著的介体（媒质）。我们期待着收到有用的信息与建议，希望自己能融入一个比直系家庭更大的社交网络中。我们既想给予，也想收获。

社会接触让我们能通过与他人接触实现给予和收获。我们用自身的交际能力让他人知道我们在这里，更重要的是，我们在这里是为了他人。

有很多和他人接触的方式。我们可以过去和他聊聊，可以寄一封信，可以给朋友发一条语音短信，还可以充分利用互联网。

社交网络与社会支持

许多人好奇互联网究竟是增加了还是阻碍了社会支持。当然，有很多社会关联都是在线的，但这真的健康吗？

有些一看就知道是不健康的。孩子们每天发几百次短信，躺在床上还在发，导致睡眠时间减少，然后变得更易怒。我的朋友盖比·贝德（Gaby Bader）在2008年的研究中就明确指出了这一点。阿里克·西格曼（Aric Sigman）是英国心理学学会的研究员，他在2009年指出，面对面交流涉及几种完全不同的脑回路，比在线交流要多得多。他引用了杜克大学在2005年的研究结果：在过去20年里，随着虚拟交流的增加，表示自己找不到人可以商讨重大个人问题的人的比例从7%增加到25%。2005年，西格曼指出，其他一些研究表明，20～60岁的人使用电视的频率与老年痴呆症的发病率有正相关性，这进一步加剧了他对日渐庞大的网络社会的担忧。

当收音机刚开始流行时，许多人希望禁止在汽车上安装收音机，因为它会影响驾驶员驾驶。人类有许多不同的交际方式。互联网给离群索居的人带来了巨大的好处，尤其是那些久卧病床的人。互联网在教育界的应用才刚刚开始，它对社会关联的影响，如即刻给朋友发短信是否会增加或减少HPA压力反应，尚待观察确认。我认为互联网是另一层级的技术，相比以往的许多技术，互联网能连接更多的人。至于互联网是从表层还是深层去连接人与人，取决于人们如何使用它。显而易见，互联网的用途会越来越广泛，而它对健康的影响需要进一步仔细研究。

社会关联的等级

研究显示，并非所有的社会关联都是相同的，差别主要取决于关联的深度与密切度。

我们大多数人希望爱与被爱。然而，更深层的情感联系却往往有诸多困难。

人们陷入爱河，又一刀两断；孩子改变了夫妻关系的基调和状态；工作主导了我们的生活，又经常干扰我们情感生活的平衡。

很多夫妻最终分道扬镳，因为他们彼此捆绑得太紧，虽然有时候这样很美妙，但是并不一定必要。人与人之间的社会关联可以不那么密切，但依然很有帮助。

下面请花一点时间，填写下面的清单。你在每一条后面都写出 10 个人的名字后，就可以停下来了。

1. 我可以随时与其沟通个人紧急事件的人。

2. 我能够信任并向其诉说涉及个人隐私的秘密的人。

3. 亲密挚友。

4. 我愿意与其聊天的人。

5. 我不介意经常与之见面的人。

6. 我可以与其一起看电影的人。

7. 我可以与其一起看体育比赛的人。

8. 很容易沟通的同事。

9. 我认识并喜欢的人。

看看这些人名，你应该能看出来，社会关联是存在不同等级的。

你可以向有些人倾诉涉及个人隐私的小秘密，但可能不会向亲密挚友说，甚至可能不太愿意和朋友说；你很喜欢有些人，也愿意去拜访他们，但是你们几乎很难见面；还有些伙伴，你愿意与其一起出去玩，但你内心的情感与精神世界，对他们来说是那么的陌生。

你与他人的关系是会变的。有的人现在连点头之交都算不上，而在过去他可能是你的亲密挚友；有的人你大概在两个月前见过一次，一年之后你可能还挂念着他；与你一起看电影的朋友，或许某一天摇身一变成为你的生意伙伴。

社会关联具有多样性、流动性及很大的可调节性。这也是社交休息如此有趣的原因之一。

我们生来就是讲述者，我们大部分人都热衷于交谈。许多社交休息的技巧涉及讲话与神经内分泌、压力 - 激素的关系，还涉及对话所带来的心理与社会收益。另外，大量研究者声称，社会关联对人类生存率的影响，与是否肥胖或吸烟一样重要。世界上的长寿人口，比如居住在美国市区的亚裔妇女，她们就有广泛且密切的社会关联。和我们关心的人以及关心我们的人说说话，能让我们感受到内心深处的放松与安全感。

第 16 天：社交休息技巧 1——制造一个特殊关联

回顾一下上述清单的第 1 条，你可以随时与其沟通个人紧急事件的人。在休息计划的第 16 天，选择清单上的一个人，给他打个电话。

你可以用固定电话、手机、Skype 或其他视频电话软件。和选择的这个人聊几分钟。先聊些常规话题，比如你们两个在哪里、做什么、怎么样。之后，告诉那个人他对你很重要，问问他，如果你发生了意外或者紧急情况，你是否能够随时随地给他打电话。

有些人会问你为什么要问这样的问题，不需要问，你当然能随时给他打电话。这样的人可能是你的伴侣、父母、孩子、挚友、好朋友。

你要说一声谢谢。简短的通话会让这个人知道，他在你的生活中占据着非常重要的位置。社会关联就是为了付出与收获。收到一条让人感受到自己很重要且被人信任的信息，能让人感觉良好，还有一些人甚至会备感荣幸。

假若这个人不愿意接听你的紧急电话怎么办？试试问问为什么。原因可能会吓你一跳。虽然有些人可能是太忙了，有些人可能本人就有大麻烦——医疗的、社会的或财务的问题缠身，而且，他们认为自己没有能力在你处于紧急的情况时施以援手。获得这些信息后，你可以看看自己能做些什么去帮助他们。

保持特殊关联

制造一个特殊关联作为社交休息的一种形式，意味着你不只是与他人订下了一份在危急时刻的援助协议，而且你也和能施以援手的这个人建立了一种持续的联系。如果可能的话，你需要和这个人更规律、更频繁地沟通交往。

因为这种社会关联能提供生存所需的非物质营养与援助，让你面对危机时能够更轻易、更快速地应对，感到更舒适。应激反应的相关数据显示，社会关联还能预防未来会产生的问题。如果你有个认识的人能施以援手，每当处理紧急事件时，你的压力就有可能减轻。

知晓有个人能随时随地帮自己，对我们大多数人来说是一种安慰。相互关心的人之间的交往属于有意义的社交，它能给人带来安全感以及内在的平和感，进而让社交休息变得更加有效。

怎么做？

每周给特殊关联人至少打一次电话。尝试给清单第 1 条里的每个人都打一次电话。在与对方沟通的时候，把紧急联系电话和地址都记录下来，无论去哪里都随身携带。

意外总会不期而遇，因此称其为意外。

正如你永远不知道危机会何时降临，你不知道谁会来帮自己。所以，要把特殊关联人的名单列得尽可能长一些。

目前，在特殊关联人名单上，你所罗列的人都是你尚未身处焦灼与痛苦时，想与之畅所欲言的人。你认为他们应该是自己在真正需要帮助时，有决策力与判断力，能向你施以援手的人。

正因为我们是彻底的社交动物，大部分时间我们都需要帮助，而社交休息恰好与给予和收获有关，因此，可以试试经常和名单上的人联络一下，即使只聊很短的时间。你可能需要每周或者每个月跟他们聊 2 ～ 3 分钟。你要让他们知道你关心他们，而且想知道他们经历的事情。如果你能帮他们，也就让拜托他们帮你这件事情变得更简单容易了。

在我们的生活中总是新人来、旧人去，时常联系的亲戚和好友也会改变。试着不要让大部分的关系变得疏远了。随着我们年岁的增长，我们学的知识也有所不同。我们要明白的是，人际关系对我们生活的意义非常大。知道这一点，我们就会希望自己能保持更多的人际关系，同时也能意识到，自己在面对不同的人际关系时，经常会产生性格上的变化。

第 17 天：社交休息技巧 2
——拜访一位邻居或一位不太了解的同事

我们的生活中会有很多人，去了解他们会是一件既有趣又获益良多的事。有时候，这些人就住在我们的隔壁。

当代社会的沟通方式大多是电子式的。然而，即使最好、最大的显示器也总会丢失些什么。丢失的这些部分，精神医生称为"关联性"，也有人称为"动物的感觉"（animal feel）。

大量的信息沟通发生在口头交谈之外。我们对衣服、头发颜色、姿态、身高、面部、气味，以及其他几千种可命名与不可命名的特征作出反应。通常，我们发现自己喜欢一个刚刚才见面的人，但我们很难说出为什么喜欢或者是如何喜欢上的。

信息的一部分是潜意识传递的（我们也不知道它从哪里来），而且一部分信息是前意识传递的（我们或许最终能想起来或者弄清楚）。我们可能会喜欢一个陌生人，因为他让我们想起了以前崇拜的老师或电影明星，或者其走路姿势和自己的某个朋友一样。大部分人喜欢或者不喜欢之感都是潜意识与生理产生的结果。举个例子：当某人闻起来味道不错或者很难闻的时候，我们的免疫系统有大量的事要做。始于 19 世纪晚期并持续至 2008 年的实验表明，我们会被那些与我们味道不同的人所吸引。如果进化生物学家的理论可信的话，上述情况可归因于，我们的免疫组织相容性抗原是通过气味来表达的。因此，我们最好在我们有限的基因库之外寻找配偶。

所以，去找一个工作中的同事或者邻居，而且他是能给你带来不错的"动物的感觉"的人。走过去然后介绍一下自己，即使你们以前见过面，也稍微正式一点，那个人就会知道你要做的不只是打个招呼而已。

然后，问几个问题。问一些相互都感兴趣的问题，比如这个人听说到新老板的哪些情况，或者在见到你的邻居时问问他如何浇灌草坪，或者在什么时候扔垃圾最好。如果这些话题都没办法引起他们进一步深入探讨，可以考虑一下大多数人都喜欢的沟通话题——谈谈他们自己。如果他们不想聊他们自己，给他们展示一下你自己喜欢的东西，然后看看会发生什么事。如果对话达不到预期效果，就问问天气或者在做什么运动。

这种社会接触的拜访一般只要 3～5 分钟就行了。如果不论以何种方式沟通都有较好的感受，下周可以试试再来一次；如果感觉不好，问问自己为什么。答案或许能告诉你不少关于你的工作单位、你的邻居，或许还有你自己的事。

工业化以前的社交娱乐

法国人并不容易招人喜欢。有一个古老的法国笑话："当创造者完成了对法国的创造后，她惊讶于自己所做的事。天气是宜人的，空气与水源是干净的，风景是优美的，土地是富饶的，所有的东西都那么了不起。她一边看一边想，或许她需要平衡一下自己创造的一切，所以她创造了法国人。"

波莉·普拉特（Polly Platt）在幽默的实用书《法式或敌式》（*French or Foe*）中解释道，大部分外国人总是很难融入法国人的生活，是因为他们不知道适当使用法国俚语，或者不了解法式社会介绍的重要性。

美国人走进面包店买一块面包，会期待店主像给其他人服务一样，给自己同样的服务以及礼貌。法国人才不这样。在法国，如果你不想买到一块烤过头的面包，或者不想成为不受面包店员欢迎的人，进店以后应该介绍自己，然后解释你住在哪里，来自哪里。在法国，很多商业会议的第一次会谈，只是用于正式地介绍自己。在几个小时的晚餐和碰杯之后，还是不讨论任何其他问题，哪怕是稍微与业务相关的或有意义的事情。之后，你或许就会被证明是有资格和某某先生做生意的人。

年轻人更习惯使用脸书（Facebook）和聚友网（MySpace），你与他们接触也变得更容易。但是，很多老一辈人在做自我介绍的时候还是会有点儿害羞。你不要成为他们那样的人。我曾经试过在机场结识几个好朋友。在机场经常要排一眼望不到头的队，我发现我们正好有一些共同的好奇点或可娱乐的东西。

与同事或者邻居进行一次社会接触，虽然可能有时效果不佳，但是，这种社会关联有时会产生非常重要的作用。人们总是期待着惊喜发生。拥有各种社会关联，如讲义气的人、相熟的朋友及同事，不仅能帮助我们做更多的事，也有助于我们的生存。

第 18 天：社交技巧 3——快速联络

下面请看前面清单中的第 4 条至第 9 条。

4. 我愿意与其聊天的人。

5. 我不介意经常与之见面的人。

6. 我可以与其一起看电影的人。

7. 我可以与其一起看体育比赛的人。

8. 很容易沟通的同事。

9. 我认识并喜欢的人。

在第 4 条所列出的名单中选择一位联系人，一位你享受与其谈话的人。如果准备好了，给他打个电话，但是要让对方感觉到他没想到你会给他打电话。

你不需要用固定电话打过去。如果与对方联络会让你感觉有些不好意思，或者对方与你没有太强的社会关联，可以先发个电子邮件或者短信息。内容如下：

你好，[你想与之交谈的人，但是对方可能没想到你会和他联系]。你怎么样？我只是想让你知道我在想着你，也好奇你在做什么。我在之前的几 [天、周、年] 里已经_____，而且我记得很清楚_____。

你近况如何？

这个社交休息的技巧就是用于创建关联的。对于某些人来说这可能很难，因为这种做法已经超出了他们的舒适圈。但是，不妨练习一下这种形式的社会接触，它通常能让比较害羞的人更容易创建社会关联，哪怕是面对陌生人。

如果对你来说发起这种快速的社会关联还是太难了，可以和你平日非常关心的一个人先联系一下，对方也会对你的关心表示感谢。和对方简短地聊聊日常生活，然后，把话题转到你们的日常活动。

快速联络不仅能把一天分成几段时间，还能让你绘制一份联络旅行图，让你能与住在自己不太可能去的地方的人进行交流，帮助你创建一个更全面、广泛的社交网络。

何时以及如何实施快速联络

一周的哪一天以及一天的哪段时间去联络别人非常关键。对大部分人来说，快速联络最好在工作日的下午中间时段。此时，他们需要人类的温情抚慰。这种快速联络能在疲惫的下午3—4点，改善一下人的思维迟钝的状况，这就好像按下了社交休息的按钮——如果工作条件允许的话。而有些人更喜欢在周末或者晚上实施快速联络，此时，他们期待联络的那个人在家，而且会愉快地接听电话。

经常实施快速联络是很值得的。每周，甚至最好每天，你拿起名单看看，哪个是你愿意与之聊天的人，是否能和他联络一下。有些人可能住得很远，有些人可能就住在一千米之内。他们可能是你相识30年的人，或者是早年间很了解你的亲戚，而你自己都快想不起来了。

快速联络的时间可能非常短，这可能是因为你联络的人很忙或者他对你的来电不感兴趣。知道有一个人可以与之交谈，是一件令人愉快的事，他对生活的看法会与你不同。

这些关联能让人放松是因为：

- 能让自己从日常置身的嘈杂环境中抽离出来；
- 你是在和自己喜欢的人进行沟通；
- 拓宽了自己的社交网络——一个扩大了的社交网络能带来情感、社会以及经济利益；

- 帮助自己看清楚，社会比自己所想的要巨大得多。

如果写电子邮件，要让对方不用一分钟就知道你在想着他。这种类型的心理沟通，尤其是当其影响范围极为广泛时，会迅速给你带来平静感。快速联络提供了一种快捷的方式，让你获得稳定的社交休息。

第19天：社交休息技巧4
——和同事、朋友或邻居一起步行去就餐

人类是行走的机器，行走能带来很多益处，如预防心脏疾病、高血压、糖尿病、各种癌症，以及阿尔茨海默病。但是，为什么那么多人很少走路呢？

一个主要原因就是汽车。很少有国家像美国人那样热爱汽车。美国乡镇与城市之间的铁路线呢？很多年前就被石油公司买下了。美国主要城市之间的快速列车呢？比起大多数美国火车，西班牙省级城市的一条通勤铁路线能更快把人们送到目的地。

若忽视步行，就等于忽视了社交步行的乐趣。西班牙人或许会与家人、朋友在晚间散散步，但美国人，现在还有越来越多的欧洲人，更喜欢在自己喜欢的电子娱乐或信息设备前一动不动。

我们放弃了行走的习惯真的太糟糕了。从很多原因来看，现在是时候该走一走了。

步行去就餐

有没有哪个人你很想去拜访，但是似乎从来都没有机会去见？有没有哪个同事知道很多八卦，或者知道你的老板真正喜欢什么东西？有没有哪个邻居，人很有魅力，非常聪明，但你很少与他碰面？如果有，请他吃个午饭吧。

选个走一个来回至少需要10分钟的地方，或者选个自己听说过的地方，通过一次小小的冒险能走得更远，让路程变得更有趣。

你可能需要开车到稍远的停车场，就是为了能走路到餐厅。其实这并不是理想的解决方式，但是也没关系，只是你要意识到你比你的汽车更需要锻炼。

在和同事、朋友或邻居一起行走的时候，聊一些能让自己开心的话题。如

果可以的话，让对方先打开话匣子，毕竟，你确实也想更了解这个人。

走路的时候，试着调整一下自己的步伐去配合对方。他可能走得比你慢或者比你快，但是都没关系。为了让自己的步伐变得更轻松，可以试试回忆一段节奏与步伐差不多的音乐，在脑海中想着这首曲子，然后跟着这首曲子的节奏行走。

留意一下你居住的街区。和耳爆法的步骤一样，看看街区的样子、色彩，以及状态。把注意力放在自己的感知过程中是很有趣的事。

这个过程也包括你在听同事或者朋友说话的时候，产生情绪共鸣。试着解读他们的表情。如果要求你把看到的他们的情绪表达出来，可以做到吗？他们的情绪和他们所说的话，二者是一致的吗？

当你们坐下吃饭时，看看是否能跟这个人分享一个自己生活中的故事。这个故事在某些细节上能跟他所描述的事件产生一定关联。如果有滑稽的内容，可能会更幽默搞笑。故事的发生地，可能与对方所住的位置很近，或者在你的生活中也产生过与对方相同的情感。我们时常会通过对生活的叙述与他人产生关联，所以，说一个自己的故事吧。

在步行回去的时候，可以讨论一下你们身处的环境。周围很老旧吗，是尚未开发，还是过度开发？你或者任何你认识的人会愿意住在这里吗？

在行走的最后时刻，观察一下对方的反应——肢体的、社交的、情感的，因为你们准备道别了。如果这是一次正向积极的行走，可以试试约个下次再聚的时间。

第20天：社交休息技巧5、6 ——和朋友在公园或树林里散步，以及拥有适当的性生活

躯体的活动会与社交休息、精神休息，以及后面会讲到的心灵休息保持一致。在大自然的环境下获得社交休息，时常能让人感觉乐在其中。

欧洲对这个课题的研究已经得出了结论，比美国所得出的结论有意思多了。正如前文所述，英格兰埃塞克斯大学的研究结果发现，人们在树林中散步的情绪比在商场中穿行要好得多。

为什么会这样呢？研究人员认为，或许因为商场能激发人们难以满足的物质欲望。但是，在树林中散步能让人与一种返祖情感联系起来——希望回归到大自然母亲的怀里，因为大自然是一切之源。和某人一起漫步也能让我们体验很多平时没有注意到的小奇遇。

在有大量绿色植物或美景的树林或公园里（海滩美景也算）散步有多种好处。步行本身对身体健康大有裨益。在自然美景里漫步，更是一种深入心灵的放松。

首先，在自然环境中有光线。光线不仅能让我们身心得以重启，还能调整我们的生物节律。日光是一种药，能用来治疗临床抑郁症。尤其是在冬季，日光能预防季节性的抑郁症发生。

对光有反应的人并不在少数。塞巴斯蒂安·卡斯帕（Sebastian Kasper）是维也纳大学的教授，他在 20 世纪 80 年代研究发现，居住在美国东北部的居民中有 1/4 ～ 1/2 的人会在冬季的几个月里变得抑郁或者情绪低落。

日光能激活我们体内的御敌细胞，它们能对抗我们体内的病毒，甚至还能对抗癌细胞。日光还能促进维生素 D 的产生。我们许多人都喜欢太阳，因为我们有充分理由去拥抱阳光。

置身于大自然中还有许多好处。当我们被绿色植物围绕的时候会感觉特别舒服。大自然中空气的气味很特别。在英国与荷兰，在树林中漫步可以作为群体治疗法的一部分，用来治疗临床抑郁症。

运动量的增加能加速血液流动。我们在行走的时候，更多的血液会流到肾脏以过滤血液中的废物。也会有更多血液流到肺部和大脑，供给营养，同时供应体内各种组织重建和新细胞生长所需的物质。增加步行时间，还能降低血压，进而降低生理压力。

现在，除了这些好处，你还能给社交步行增加一些乐趣，比如和你喜欢的人在花园中谈风花雪月。

如何与朋友在公园或树林里散步？

和你的朋友或者同事选择一个彼此都喜欢去的地方，一起至少走 30 分钟。约定一个双方都有空的时间，可以是工作日的午餐时间、周末的早上，或者只是春季、夏季中一段下班后的时光。

在散步的时候，试着跟随同伴的目光去看身边的一切。聊聊你们身边的环境及对环境的感受，回忆一下历史。对于古代许多哲学家和圣人来说，生活中最愉快的体验就是在花园里漫步徘徊、畅所欲言。难怪希腊哲学家最主要的流派就叫漫步学派。

假若和朋友散步时，你突然产生了新的想法，或者有个多年未曾去体验的想法又重新回到了脑海里，那也无须惊讶。环境改变，想法也会改变。新地方能让人兴致盎然，正如它能让人彻底放松一样。

如果可以的话，像环保人士一样，创建你们自己的"绿色健身"活动。当你们穿行在公园时，可以捡拾垃圾，清理步行道，让散步变成一次清扫环境的机会。

当你们结束的时候，感谢一下自己的同伴，然后问问对方在步行时最喜欢什么。答案或许只是社会关联的一个非常简单的方面，但你肯定会非常喜欢听到。

以后，你们还可以去不同的公园、海边、花园走走。你如果有时间的话，再回到你开始社交散步的地方，最好还是找当时一起散步的同伴。你们可以找一找这次与上次相比，有什么东西看起来没变，有什么东西发生了改变。

认知是一个过程，和生长、生命、休息一样会逐渐改变。大自然是动态的，而且时刻变化。有时正因为你们关注到某些事物，你们才会深深地投入其中。把这些知识分享出去也是很有趣的。

而且，有时这种分享的影响极其深远。

拥有适当的性生活

现在，请先确保孩子不在身边。

许多人在条件允许时都会在睡前做爱。虽然性生活或许有助于一些男性睡眠，但是大部分夫妻的睡眠并没有因为性生活而有所改善——至少在实验室条件下是这样的。

当过性生活不是例行公事的时候才能发挥最好的作用。你肯定不希望性生活是按照一条条的标准来执行的。性生活是一种强大的社交休息方式。

周日下午做一些事

除了护士、医生、急救人员，以及收费人员，人们在周日下午一般不会期待能完成大量工作。因此，周日下午成为一段创造社会关联，并能彻底放松的最佳时间。下午的后半段也是男性精子最活跃的时间——如果你打算怀孕的话，这个信息挺有用的。如果你没有怀孕的打算，安全的性生活是第一要求。周日的下午，你和你的伴侣可以用性生活来放松身心。

首先，一起慢慢走进房间，在床上躺下来，四目相望。

说说你们相遇时的情景。你第一眼见到对方的时候，你想到了什么？你还记得第一次见面的时候，当他（她）说话时你的感觉吗？

聊聊你们在一起的第一次性生活。哪一部分是最让人忍俊不禁的？试着回忆一下你们的第一次亲吻。你的头、手、胳膊当时有什么感觉？现在做同样的事又是什么感觉？

回忆一下你们共同度过的美好时光，然后和你的伴侣说说那个时刻。把它当成故事一样说出来，有起因、经过、结果。那段时光你最喜欢的是什么？有没有让人很尴尬的事？你现在最想重新感受哪些部分？

现在，相互抚摸对方，平静且缓慢地抚摸，就好像一个雕塑家想把作品的每一平方厘米都欣赏一番。不要着急，随着你们的肢体移动，讲一个关于自己的有趣的小故事。

感受对方的发丝、眼眉、鼻子、嘴唇，抚摸一下对方的背部以及手臂，可能你平时都未曾留意这些地方。

忘记你们身处的地方，只想着你的伴侣，感受你的指尖下对方的皮肤、头发及脉动。随着身体慢慢放松，幻想着你最想和对方一起做什么事。

除了性生活，你们还可以做更多事。你会感觉到被爱、被需要、被关心、被渴望——感受这些让人类得以持续几百万年的情绪。这种内在的休息能让你延年益寿。

小结

社交休息的力量很强大。它能增加人与社会的关联程度，进而预防心脏病、脑卒中，说不定还能抗癌；能让人延长寿命，给人生活的意义，创造出让人无法忘怀的趣事。

还有很多社交休息技巧，大多都涉及社会接触，以及与你熟知的人或者你希望了解的人一起畅所欲言的能力。

本章你主要学习了：

- 和某个你关心的人制造一种特殊关联。
- 拜访一位你希望进一步了解的邻居或者同事。
- 制造快速的、有效的社会关联。
- 和同事步行去吃午餐。
- 邀请一位朋友一起去公园散步聊天。
- 拥有适当的性生活。

社会关联是短时、缓慢、深远、广泛，又效果显著的，而且它能让交往的双方享受愉悦的沟通过程。知道如何建立社会关联，哪怕是最基本的社会关联，可以使你的生活更加安逸愉快，还能培养出一个终生乐在其中的关系。

第六章　心灵休息

心灵休息对我们的精神、能力，以及我们与他人和世界的关系，都能产生深远的影响。

这个世界远比我们所知的更为广阔，人类从未停止过探索的脚步。我们也一直对人类的起源、组成、最终的目的提出各种疑问。

你可以试试完成以下关于心灵休息的小测试。

1. 思想_____。

　　a. 能增强神经细胞之间的连接。

　　b. 或许能改变神经细胞的增长。

　　c. 能使得大脑各部位增加灰白质。

　　d. 以上都是。

2. 心灵休息显著增加了大脑能量的使用。

　　对　　错

3. 你能 _____ 体验到心灵休息。

　　a. 在工作日

　　b. 在客厅

　　c. 独自一人在家

　　d. 以上都是

答案：1.d; 2. 错 ; 3.d

大脑几乎每时每刻都在寻找秩序感，即便在表面混乱不堪的地方，亦是如此。回想一下看电影的时候，我们能看到电影里的角色在银幕上移动。他们的动作是持续的、流畅的、三维立体的。但那是真实的吗？不。其实，我们真正看见的是大量的图像在银幕上一个接一个地投影，是二维图像以一种持续的节奏在我们面前播放——就这么简单。

但我们并非以这种方式看电影。如果图像被投影的时候速度足够快，能大于人体生理阈值，我们称之为闪烁融合率，则我们看到的图像就是持续移动的，在大脑中形成三维投影。

我们有能力将零碎信息组合成多个有序序列。这种组合能力可能发生在感知图像极微小的部分、音乐的片段，或者人体产生很微弱的触觉时。大脑天生是用来建立秩序、寻找模式的，这也是我们理解外部世界的方式。

然而，大部分人的大脑都有自我反省机制。神经科学家马库斯·赖希勒（Marcus Raichle）曾在《科学》（*Science*）杂志上发表《大脑的暗能量》（*The Brain's Dark Energy*）一文，他在文中对大脑能做什么进行了深度阐释。他用暗物质做比喻，因为大脑还有许多功能尚未被知。赖希勒认为60%～80%的大脑总能量用于神经细胞与其支持的细胞之间的沟通。

在巨大压力下，大脑会发生什么情况？危急处境或困难任务会给大脑的能量输出增加多大的负荷？可能增加0.5%～1%。我们做的大部分事情，并没有改变大脑整体的能量消耗，大脑似乎把大部分时间与能量都用来跟自己"聊天"了。

这个过程消耗的能量可不少。大脑的能耗通常占身体总能耗的20%～25%。

这些能量大部分用于脑部重建、重新连接，以及细胞更新，这自然也意味着要重建身体的其他部分。大脑是体内的决策器官，除了睡眠的某些时刻，人体内几乎每一个组件都不分昼夜地与大脑保持连通状态。在意识没有察觉的情况下，大脑几乎每时每刻都在帮助其他器官重建与重新开发自身。

休息是我们的身体自我恢复、重塑再造的活动，因此休息需要大量的时间与精力。赖希勒也是大脑"默认模式"的命名者。"默认模式"指当大脑处于被动休息状态时，其内部电流和血液流动呈现的模式。其实，被动休息是非常活跃的状态。研究员莫科姆（A.M.Morcom）与弗莱彻（P.C.F.Fletcher）在 2007 年共同发表的一篇论文中指出，虽然差异很小，但是大脑处于某些休息状态时，的确比其在执行既定任务时消耗了更多的能量。可见，大脑在默认模式下有大量任务要做，即使我们不完全知道其中大部分任务是什么。

显然，大脑在休息时进行了大量活动，正如大脑在不同意识状态（我们称其为睡眠状态）下所发生的情况一样。无论我们是否意识到大脑在做什么，我们的大脑都在花很多时间思考。而且，思考能重塑并重新引导大脑的化学反应与电子活动，还能改变我们大脑的生理结构。

思考是一种行动

人们很难想象思考能改变大脑的生理结构，或许是因为人们无法看见改变的过程。然而，正如身体各部位运动所产生的效果一样，锻炼过的身体部位会从生理结构上发生改变。

当我们观察自己灵活自如的肌肉时，就很容易看到这种变化。如果我在床上坐一天，或者盯着电视看一天，我的肌肉不会生长。人们都知道，经历意外后，大腿好几个星期打着石膏不能动弹，肌肉会萎缩。

人们还知道，如果开始负重训练，而且不断增加重量，重复多次，任何一个新手都会变得孔武有力。大多数人能通过肌肉组织的增加，看见力量得以增长。

肌肉可以通过运动而改变，就好像世界万物一样，当然，也包括大脑。如果大脑的某些部分获得了足够持久且重复多次的运用，那些部分就会变强。大脑的活动也因此引发大脑生理结构的改变。

验证上述现象的一个方法是，通过实验研究人脑在冥想时的状态。纵观历史，冥想已存在数千年。在整个美国和欧洲，冥想技巧的使用在普及，因为医务工作者发现冥想能带来许多好处。

冥想者能令自己的大脑获得生长。当然，没有 MRI（磁共振成像）的辅助，我们无法看见这些改变。但使用 MRI，我们可以看见冥想者大脑的某些部分的确有长大的趋势。

长期冥想的人，其额叶长得更大、更肥厚。额叶是我们集中注意力、保持专注、聚精会神，以及进行问题分析的部位。

哪怕是初级冥想者的额叶也会开始长大，灰白质部分会变得更肥厚。宾夕法尼亚大学的安德鲁·纽伯格（Andrew Newberg）专门研究冥想对大脑的影响。他在研究中发现，冥想训练能改善人的记忆力。

冥想者大脑的其他区域也有所生长。欧洲研究者证实，在冥想者的中脑区产生了更多灰白质，该区域专门负责呼吸与血液循环等。即使你没有做过 MRI 扫描观察大脑到底发生了什么改变，如果你练习主动休息技巧，或许很快也会感受到这种改变。如果你练习了躯体休息技巧，比如深呼吸，以及精神休息技巧，比如非睡眠小憩，你的中脑区的部分结构会有所生长。

冥想者在背侧前额叶皮质等地方同样能生长出更多灰白质。这个区域对肌肉协调与主动记忆至关重要。他们的丘脑结构也发生了变化，丘脑是处理全身各部分信息流的关键部位。

因此，有大量证据表明，训练有意识的思维能力，比如冥想，可以从生理与化学结构上改变大脑。

大多数传统的冥想技巧，能让人失去或完全消除自己与周围世界之间的隔阂。当这些技巧被熟练运用时，我们产生的一种极其强大的自我分离感，包括个体独特感、独立思考的大脑不断与世界斗争的感觉，使我们不再受控制。冥想者经常说，他们体验到自己与外在客观世界融为一体的感觉。有些人谈到"假我"，也就是我们脑海中萦绕不绝的声音，这是我们个人意识的正常表现。冥想者在冥想时，会觉得自己的主观世界与客观世界都消融了，他们的意识统一为一体了。

这种自我分离感，不只有极少数技艺高超的冥想者才能感觉到。许多每天冥想的人说，他们经历过一种"海洋感"，一种与世间万物融为一体的感觉。他们能感受到大自然的高耸、广博、宏大与深邃。

有关物质的讨论

正如大脑能自主尝试建立秩序与模式一样，大部分人类科学体系也在做同样的事。物理学家一直尝试着创造出一种符合物理世界的规律且能用语言加以描述的物理模式。但他们发现，自然界的本质比我们所知的更奇异、更令人敬畏。

最近对我们身处的银河系以及其他星系所绘制的图样表明，宇宙并非我们所看到的那样。我们所认识到的物质与能量，可能只占宇宙物质的 4%。

这相当于我们只知宇宙物质的 1/25。那么，其余 96% 的物质是什么呢？

物理学家的答案是暗能量与暗物质。在偌大的宇宙中，绝大部分的组成物质，我们对其几乎一无所知。赖希勒所提出的"暗能量"，远超出我们大脑的认知范围，它延伸到了宏大的宇宙中，我们还需大量时间才能弄清个中奥秘。

在过去的几十年里，物理学家已耗费了大量时间尝试将量子力学与相对论合而为一，形成大统一理论（Grand Unified Theory，GUT），而爱因斯坦一生大部分时间都在试图回避或驳斥这一理论。某些人使用弦理论，认为宇宙是由几乎无限小的"弦"构成的无数个系列组成的。

我们可以试着把这些弦想象成最基本的"物质"。大多数弦理论需要 11 ～ 14 个维度，甚至更高的维度，才能模拟出我们微小的三维宇宙（如果把时间也当成一个独立维度，宇宙就是四维的）。

有些人，比如我，就很难根据二维的建筑图纸构想出它们变成三维时的样子。现在，如果能力足够，可以把这些图纸构想成 11 维或者更多维，最好是 14 维的样子。

难怪许多宇宙学家和物理学家都认为，我们的宇宙中包含数不清的星系，我们就居住在一个相当小的星系里，而它相对于其他无数个星系来说只是一个普通个体罢了。当然，根据一些理论，所有可能存在的星系都曾经存在、当下已存在，或者即将存在，就好像我们知道的事情、经历过的事情，已经发生或即将发生的事一样。

在如此不可思议的自然宇宙中，有足够的空间给我们做冥想，有许多方法可以实践冥想，而且这些方法能强化心灵休息对健康和心理的积极作用。

第 21 天：心灵休息技巧 1、2 ——在时间中穿梭，在空间里游荡

用几分钟时间进行冥想，就能休息好。把注意力集中在一个美好的未来，有一个爱你的人，或者你和某个不认识的人将有个美好结局。你可以想象整个世界的情况能有所改变，或者想象用最小的行动能帮助你所关心的任何事或

任何人。

当结束冥想的时候,感受自己发生的变化。你的身体平静下来且得到休息了吗?你感觉到更有希望并多了一丝丝喜悦吗?你感觉到自己和他人的连接更紧密了吗?

心灵休息将我们与我们自身之外的事物连接起来,这对于我们感觉偌大的时空是非常有用的。思考时间或空间的无限,能激发我们的敬畏感,而这种敬畏感又会带来巨大的放松感。

在时间中穿梭

在时间中穿梭,需要一个空间作为起点。无论你是身处布鲁克林、奥马哈,还是曼谷,先选择一处安稳宁静的地方,最好是在地面或者接近地面的地方,比如你阅读本书的时候所使用的书桌或者餐桌旁。第一次开始运用这项技巧的时候,如果身处 10 千米的高空,或者在摇晃的地铁、公交车里,可能让整个过程变得异常困难。

现在,环顾所坐之处的四周,想象一下一年以前,这个书桌或者椅子也在同样的地方。

有可能某个人当时住在这个房间,那个人可能以完全不同的方式布置房间。家具、颜色、整个空间的结构或许完全不同。

现在,你还是坐着,继续回顾往昔。这次回到 10 年前。你住的房间可能看起来完全不一样。那些电器或许功效不佳,还体积庞大。墙上可能刚刷了新的漆。确实有人在这里住过,住在这个房间的人或许不是你的家人,可能是与你毫无关系的人。从你获得的任何信息出发,试着想象这个房间原来的面貌。

现在,回顾一下 100 年前。你现在坐的地方可能没有什么建筑物。我现在住在佛罗里达州,在我现在生活的空间里,100 年以前只能看到一个贝壳堆。海边没有任何高耸的住宅楼,只有几栋零星的小房子,面对着海湾和一个小小的码头,当时人们大多居住在更远的北部。

若继续回顾 1000 年前,那时人口就更加稀少了。曾经居住在我家附近的卡卢萨印第安人已经灭绝,当时的人造制品也极为罕见,他们的文化和信仰只能靠猜。如果你身处北美洲某处,很有可能 1000 年前,那个地方尚没有人定居。在你身处的土地上曾经生活又死去的人,很可能没有留下任何文字记录。

　　回顾 1 万年前，你现在身处的地方，连人类栖息的蛛丝马迹都无法找到。我现在写下这句话的位置，在当时或许连陆地都不存在。佛罗里达州主要是由沙漠组成的，而沙子会移动变化。在我所坐的地方，海牛可能曾经缓缓游过，而海豚则在几个小海湾中自由游动，翻起了波浪。

　　把时间再放远一些。100 万年以前，很可能你现在生活的地方就是一片汪洋大海。海洋里有许多现在已绝迹的物种。

　　跨越到 1 亿年前，你所处的地方当时的样子或许难以想象。那时的地貌不同，生命形式也不同，世界如此奇怪，好像外星球一样。

　　回到 10 亿年前，你坐的地方可能都是岩石或者融化的岩浆。如果还有生命存在，它们一定既微小又顽强，因为它们每天面对的环境可能杀死所有今天我们认为有生命的东西。

　　继续想象数十亿年前，你什么也看不见了。没有地球，没有太阳，取而代之的是空无一物的世界，我们现在称之为太空。

　　太空里也并非完全空无一物，灰尘，或许还有石头，都在四处飞行。在整个空间深处，存在着能量场，为引力和物质创造条件。如果当时有物质和能量存在，很可能是暗物质和暗能量。

　　我们很难想象 130 亿年以前世界的样子。对于孩子来说一个早上就已经很漫长了，那么 5 万亿个早晨，又是什么尺度呢？

　　你尝试着去想象那时的场景。在那个时间点宇宙是不存在的。世界是真正的虚空状态。一切皆无，这样的世界远远超出人们的想象，因为什么都没有。

　　突然，发生了一些事情，一个宇宙被创造出来了。如果你在那里，会看到什么呢？你还能想象谁会出现？

　　现在，继续往时间的尽头再走一步，利用刚才你对不同时期构想的图像，继续展开无尽的想象。如果可以的话，让画面在脑海中稍作修整，创作一组属于自己的历史图片。为了使这个过程变得更容易，请把你现在坐的地方看作一组不断变化的图片，每个时代一张。

　　依次浏览这些图片，每张都鉴赏一下，再合起来观赏。结束这个过程后，再看看自己当下身处之处。看看自己的手表，你或许花了几分钟进行了一次时间之旅，但是可能在不到 150 秒的时间里就看遍了各个时代的图片。当你练习心灵休息技巧时，你只需要花费几秒钟就能领略几十亿年的风光。

在空间里游荡

中国人总喜欢说"以小见大"，他们认为通过一小部分可以看出整体。

当你坐着阅读这句话的时候，重新关注自己的身体，寻找自己的心脏，想象心脏跳动的样子。

心脏只是一个相当小的器官，并不比你的拳头大多少，但它的确起到至关重要的作用。

现在，设想一下心脏的左边。左心室就像身体的水泵站，它把含氧血推进大动脉中，给心脏和身体其余部分供给营养，除肺部以外。

试着想象一下，有一条血管负责给心脏供给营养，其直径比回形针的宽度还小，但对人的生存至关重要。

跟随心脏里这条小小的冠状动脉往前走，很快它开始分支，然后继续不断一分为二，再分为四。这些分支成为细小的微动脉，滋养着心脏组织。这束组织，就像串有珍珠的绳子，也像嵌有微型发电机的项链。

它们就是起搏细胞，是产生心跳节奏的物质。如果它们关闭了，或者略微打乱它们的律动周期，一切都可能会停止，包括你自己。

现在，你的起搏细胞正在鼓乐齐鸣，敲打出节奏，组成悦耳且有规律的乐章，这要归功于离子不断穿过细胞膜，流入、流出。这些细胞膜富含胆固醇，你曾期盼通过调整饮食、锻炼，或每晚服用他汀类药物来降低胆固醇。排列在细胞膜上的胆固醇分子，是可被替换、可移动的，游走速度极快。

无数分子通过细胞膜进进出出——蛋白质、糖蛋白、脂肪，以及微小离子。细胞膜是细胞的边界，也起到交流的作用，是信息的边界，它们所做的一切都对生命至关重要。

现在走入下一级微观世界。把起搏细胞排列有序的胆固醇分子是由碳、氢、氧原子组成的，功能是行动和运输。你选择其中一个碳原子。

在碳原子的中心，是由6个质子和6个（通常情况下）中子组成的原子核。剩余空间好像行星外部的真空区一样，是"空无一物"的空间。

只是，这个空间绝非真的空无一物，电子围绕着原子核运行。质子和中子里面有什么？有许多其他粒子。有些是夸克，一种极度微小的粒子，只能通过实验推断而出。夸克可能是由隐藏的、卷曲振动的弦组成的，很抽象。

现在，请你在脑海中构想一下，空间在依照不同等级持续放大。从无比纤细的微小亚原子弦或者粒子开始，然后放大到原子，还有被轨道上的电子包围的原子核。接下来到分子，比如嵌在细胞膜上的胆固醇，最后构想一个心脏细胞的样子。虽然你从微观开始走过了几个空间层级，你所构想的物质还是微小到无法用肉眼看见。

现在，看看周围，你可能坐在一个房间里，这个房间所在的大楼另外还有好几个房间。或许周围还有很多别的大楼，有些建筑高达几百米，但是天空却让所有的人类建筑相形见绌。

你所在的建筑位于一个小镇上，小镇在一个国家的州或者省内。这个国家也只是地球上近200个国家的其中之一而已。你的上方是大气层，大概有100公里厚。大气层垂直面上，从靠近海平面稠密、多雾的云层开始，随着海拔上升变成稀薄的空气层，最后空气稀薄到只剩一丝半缕，直至消失。

我们的星球是一个小小的岩石体。据估计，在我们的星系中，有10亿颗类似的行星，与周围的行星相比，我们的地球很微小。

现在，回到自己所在之处。在空间游荡，穿越了几千、几十亿光年，然后回到自己坐的地方。旅途漫长，却很值得，你不需要离开位置就看遍了一切。

如何练习及何时练习穿越时空？

正如许多心灵休息的技巧一样，穿越时空要求集中精力。奇妙的是，人们只需要稍微集中一下精力就能走得很远。

当人们有时间或者希望能看得更远时，这些技巧能起到非同凡响的作用。因此，你应该有规律地运用心灵休息技巧。

当你有时间时，可以尝试做一下心灵休息练习。如果把转换的时空当成一组思维的幻灯片或电影，加以练习之后，你的时空穿梭就能在1分钟内完成。当然，你或许希望多花点儿时间来熟悉这些技巧，那么选一个不被人打扰的地方，做3～4分钟的心灵休息练习，能带来更显著的作用。

运用心灵休息技巧的时机可以各不相同。你可以在邻居家做，或者在野餐的公园里做。当你去新地方旅游或者参观时运用这些技巧,常常能让你沉迷其中。

在练习穿越时空时,可以想象恐龙飞过北美洲的大沼泽,或者看到熔岩、硫磺与泥浆喷发,它们创造了数十亿年前的生命,而这些生命直到最近几十年才被人们发现。我们对生命的认识只能跟随时间的箭头不断往前推。然而量子力学能创造出一个数学公式,让我们更准确地感知是什么创造了我们周围的星系。

如果可以的话,花点时间通过练习心灵休息技巧,感受一下时间的广博。古罗马人说:"时间主宰生命。"时间远比生命伟大。如果爱因斯坦对的话,空间亦是如此。

第 22 天: 心灵休息技巧 3——思考本真

现在,你已经学会了如何在时空中肆意穿梭,找个舒服的地方坐下开始思考本真(指思考我们生活的整个世界)。

坐直,深呼吸,吸气数到 4,呼气数到 8。感觉气息流经双唇,然后听着自己的气息。

现在,环顾四周,把看见的每一个东西都叫出名字——照片、油画、书架、地板、书报、大头针、手机,还有地毯。

然后,用意识的目光穿过房间去外面旅行。想象你的房间是建筑的一部分,再想象自己身处的建筑物是什么样的。

继续将意识的目光延展出去。你身处的建筑可能是街区的一部分,其他的一组建筑里经常人满为患。这样的街区一个个组合形成了城市。

用几秒钟的时间想象一下一个城市的规模,以及城市中所有居民的数量。思考一下你要花费多少生命中宝贵的时间,才能把城里的人都见一次。

然而,一个城市通常只是一个国家的很小一部分。国家又只是人类文明的一部分,而人类文明却已有几百年或上千年的历史。

想想你身处的文明在历史中的一瞬。想象一下它创造的奇迹,然后,思考一下你和你的朋友希望创造什么。

现在,有必要跳过占用我们大量注意力的人类世界。想想围绕在身边的植物——镇上、省或州内的野草、灌木和树林。通过思维的跳跃，试着想象自己能看见地球上所有的植物。

现在可以考虑一下地球上几百万个不同物种的生物。还是用意识的眼睛去寻找，可以穿行到地表之下。那里才是大部分地球生命真正生活的场所。

人们看不见它们，但是它们就在那里。在地下生活的远不止鼹鼠和蚯蚓。地球上数量最多的生物是数之不尽的细菌，我们肉眼看不见它们，但它们的存在却对我们的生存至关重要。它们产生出肥沃的土壤，让我们和其他生物得以生存。

地球上有100兆个生物体存在于人类体内或四周，而且随处都有无数的生物，其中大部分都太微小，肉眼无法察觉。另一些生物体，比如鲨鱼和蓝鲸，它们的体积如几栋楼那么大，而且，它们每个个体都通过能量与信息链与其他生物产生关联，让其他生物能得以生存。

下一时刻，随着意识的眼睛去畅游你心目中的非生物世界——大海与湖泊，山脉与丘陵。在海洋与形成陆地的巨大岩脊下面是地壳板块，它们像碰碰车一样，使各大洲相互碰撞移动。在这些板块的下面是巨大规模的熔岩层，在地球的中心流淌着液态金属。

思考本真能让人看见所有这一切，包括每一次的分离与连接。只需要几秒钟的时间，你就能感知到万物的构成与形态，它们的灵活性与力量。我们所处世界的本真无穷无尽，但神奇的是你能用自己的能力去观察、聆听、感知，还能去想象。

思考本真能给人带来伟大、惊奇、敬畏的感觉。这些都能让人放松。一开始，可以试着思考本真至少5分钟。加以练习之后，你就能更快速地思考周围的世界。几周以后，眨个眼的工夫，你就能思考本真的所有内涵了。而且，无论你以何种方式思考当下的本真，你的意识之眼总能看见更多的东西。

第23天：心灵休息技巧4——分离主观与客观

练习冥想有很多好处。冥想能让你与无垠的世界产生关联，还能让你发现自己是某个宏伟之物的一部分。冥想能让你的专注力越来越容易自控。即使你没有强大的能力，简单的冥想也能激起你深深的放松感，以及伴随而来的美妙绝伦的自由感。

大部分人认为他们每天没有时间做半小时或一小时的冥想，而当他们发现冥想如此简单易学后，便会改变想法。简易形式的冥想能迅速让人平静下来，并让身心获得放松。以下是两种简单的技巧，其实是同一方法的两个版本。

想象在飞行

要脱离自我是很难的。大部分时间我们甚至都没有想过去尝试一下。很难想象怎么能把"我"从自己分离出来。

冥想练习能让人去除这一障碍。我们可以从一些微小但有生命的东西开始。

一只苍蝇。

我们绝大多数人不会想到，苍蝇对我们的自我意识竟然还有帮助。我们不需要担心苍蝇的性格或其独特的个性特征。

我们对猫狗的感觉是不同的。对我们来说，每只猫狗似乎都是独一无二的，它们非常具有个性特征。它们看着我们、观察我们、凝视我们的时候，都带着情感。

我们不会以同样的方式看待苍蝇。如果我们感觉有个东西在附近嗡嗡吵闹，我们通常会用双手去拍打，它就会飞走。如果你是一只苍蝇的话，这个生存技巧是挺重要的。

现在开始冥想，你不能像人类那样去思考、呼吸、移动，而是把自己想象成一只苍蝇。

你从不需要担心，也没有思想，你的生命是非黑即白的。你有视力，也许还有些听力，能移动，也有嗅觉。

在大部分情况下你还有反应。如果你闻到味儿，那或许意味着食物，你就朝它飞过去；如果你嗅到了危险的气息，你就飞得远远的。

如果出现了大量光线，你可能会飞得更快——这意味着现在有太多危险因素；

如果只有一丝光线，还有闻起来不错的味道，你就继续飞过去。

你不是在以一个独立的人的方式思考，你也没有带着自我意识去沉思、考量，或者分析。

你只是单纯地去做、移动、飞行。如果气流的感觉正确，你落在一个表面上。你搓着双脚，把舌头也伸了出来，考虑这个地方能停留还是不能停留。

如果发现是食物，你就停留于此；如果发现不是食物，你或许也会继续停留。你能站着等食物的味道传过来，等温度和光线改变，或者等其他苍蝇出现。

当你想象自己像苍蝇一样漫游世界的时候，不要以为自己是大卫·克罗内伯格（David Cronenberg）的电影《苍蝇》（The Fly）中那个可怜的半人半蝇杰夫·高布伦（Jeff Goldblum），你要想象自己像苍蝇一样云游四方，生活在一个靠感觉、行动以及瞬间决策而生存的世界里。这个世界没有那么多过去或未来，有些东西移过来又移过去，下一秒钟，又开始移动。生存以及紧急行动就是一切。

当你把自己想象成一只苍蝇后，在这个世界里停留1～2分钟。当你结束想象回到正常生活的地方时，如果你的眼睛变得更敏锐，思维更丰富了，也无须惊讶。

苍蝇的世界既比你的世界小，也比你的世界大。说它的世界更大，是因为那个世界包括了更多东西。苍蝇并不孤独，它也是整个世界的一部分。

简易的观察式冥想

这个技巧能用来放松大脑，并让自己处于世界的中心。虽然整个过程可能要花不少时间，但是一开始只需要3～5分钟足矣。

找一个舒适的地方，坐下。慢慢呼吸，感受腹部的膨胀与收缩。感受气息穿过双唇，流向咽喉，涌入黑暗且活跃的双肺底部的空间。

坐着的时候，留意脑海中出现的想法，听着脑海中的声音，留意这些声音所使用的词汇，细心观察脑海中的图像，然后给它们命名。

你要写一段话……给妈妈的生日礼物……这个墙纸的颜色太滑稽了……可恶，昨天早上划伤手的地方还是有点儿疼……昨天我在邮局外面闻到的是大麻味

吗？……我就爱吃比萨，即使对我身体不好……在我思考的时候真的随机出现图像
与想法吗？

聆听自己的想法，尝试看见它们，如果能感受它们则更好。用很短的时间，
以灵魂出窍的方式看一下自己。你是观察者，你在观察自己，感受自己的想法，
看着脑海中的图像，专注于你的感官与感受，就好像你在看着鸟儿飞过上空一样。

或者研究一下停留在书桌上的苍蝇。

在观察的时候，往后坐一些。问自己几个问题：如果一个观察者在观察我，
他会看到什么？如果有第二个我，在我身体内看着我正在做什么，能看到什么？

这或许挺好玩儿的。不论产生怎样的想法，你都跟着想法走，就好像在阅
读一本有趣的书一样。只要感觉它就够了，让思绪和图像充盈在自己的脑海中。

不论你有 1 分钟还是 2 分钟，找个舒适安全的地方坐着或站着，你都能通
过使用这些技巧分离主观与客观世界。冥想需要集中注意力。

而且，这些技巧的回报又快又持久。用不同的眼睛看世界，能让你完全放
松并恢复如初。这些方法还能让你看见平日难以察觉的东西。

你会变得更机敏、警觉、朝气蓬勃——这是休息带来的一些切实好处。

小结

世界比我们所知的更大。心灵休息把我们与比我们更大的事物连接起来。

人类的大脑喜欢模式，心灵休息让我们能探寻与享受超越我们认知范围的
模式。这些技巧能提供一种深度的放松感，让人产生内在的平静感，以及关联
感和自愈感。这些技巧不只改变了我们大脑的化学结构，还改变了大脑的生理
结构。

在本章中你学会了：

- 如何在时间里穿梭。
- 如何在空间里游荡。
- 如何思考本真。
- 如何分离主观与客观。

人类进行心灵休息已经有几千年历史了。

笼罩在神秘面纱下的，其实是轻松简单的一些操作。

简单的东西才好用。身体结构天生就需要躯体、社交、精神及心灵休息。

当你知道如何休息时，许多事情就尽在掌握之中。

第七章　在家休息

在家休息比在其他场所休息具备更多优势。具体包括以下几个：

1. 你能将各种不同种类的休息方式结合起来用，包括躯体休息、精神休息、社交休息和精神休息。在家里把这些休息方式综合起来协同运用，比在外面任何一个地方都更方便。
2. 你能获得更安逸的放松。和你爱的人与你关心的人在一起放松有很多好处。
3. 在通常情况下，在家里比在外面有更安全舒适的场所来使用休息技巧。
4. 一般来说，在家里比在外面有更多时间去控制自己的休息类型。
5. 不同的技巧，比如涉及自我催眠和心灵休息的技巧，在家里使用比在办公室或公共场所使用能让你感觉更安心。
6. 其他人能帮助你放松，还可以和你一起协作创造新的休息方式，包括运用不同的休息技巧以适应生活的节奏。

以家庭的形式一起休息的好处有很多，因为在集体放松的活动中，你建立了自己的社会关联。然而，家庭是由个体构成的，不同年代的人对于他们应该何时休息以及如何休息，也各自持有不同的态度。我现在就来分析这些差异，以便你优化在家休息的方法。

大部分个体之间与不同年代人员之间的差异，影响了我们的休息方式与休息时间，而这些差异是由人的生物性决定的，并且会随着年龄的增长而改变。当每个人体内用不同的生物钟为生活计时时，也会产生个体之间的差异。除了产生多样的个体差异外，我们的生物钟也会在生命周期中发生变化。

休息与生命周期：青少年

青少年不喜欢休息太多，但是其实他们比其他年龄段的人更需要休息。

青少年当然可以学习如何休息，只是不论是青少年还是其家长，都很少接受到这方面的教育。

青少年必须认识到他们长了多少。他们不只是长身高、体重，还有外在的变化，而且大脑也在长。在 20 世纪 70 年代，伊尔文·费恩伯格（Irwin Feinberg）发现，大脑中 30% ~ 40% 的神经突触连接会在青春期死亡。

突触是神经系统的工作业务区。神经细胞之间大部分重要的信息交流都在这里进行。在青少年时期，大脑的基本结构会发生很大改变，甚至到 20 岁出头时还在变。

因此，青少年在休息期间不只是重建并重塑身体，他们的大脑也在创建新的内部结构。大脑有大量工作要做，这些工作要耗费大量时间，因此也需要大量时间休息。可惜，青少年并不想把时间"浪费"在生长，以及大脑重建上。

他们尤其不想浪费时间睡觉。大脑不断生长，以后才能思考并学习好。为了实现这一点，青少年每天晚上需要 9 ~ 9.5 小时的睡眠。根据玛丽·卡斯卡顿（Mary Carskadon）与同事的研究结果，许多青少年每天晚上只睡 7 小时甚至更少。许多孩子，太多的孩子，大部分时候晚上只睡 6 小时甚至更少。

你能通过多个现象看到上述结果：

- 孩子在上第一节课时会睡半节课时间；
- 孩子的成绩下降；
- 孩子容易发胖；
- 孩子脾气古怪，感觉疲倦。

青少年睡眠充足就能彻底改变这一切，还能改善家庭关系。

然而，你很难说服孩子，他们需要足够睡眠才能有效思考，能学得更多，在学校也表现得更好。而这些都只是高效休息中的睡眠因素。当外面有那么多好玩儿的事情可以做，谁想去休息呢？休息怎么能和电脑游戏、电影、聚会、逛商场、发短信相比呢？

其实，很简单——跟他们解释清楚休息也可以很酷就行了。

以逛商场为例。如果他们和朋友一起去商场，这就是一种社交休息方式。当他们在一起聊天的时候，社交休息能带来很多乐趣。当他们带着苹果随身听的时候，他们大都会踏着音乐行走（精神休息技巧 3）。可以让他们选择自己喜欢的音乐，然后将自己喜欢的音乐与朋友带来的音乐相互匹配。

青少年也热爱玩游戏。有一个很简单的游戏，一个人随着音乐的曲调行走，然后其他人要说出这个人听的是什么曲子。有些人不仅能随着音乐的节奏行走，还能用自己的肢体动作来表现音乐的内容，这样能给他们的朋友提供更多的线索。每个人都有机会融入节奏里。

如果青少年非常沉迷于电脑游戏，可以先训练他们做自我催眠以及关注自己的双眼（精神休息技巧 1 和 2）。这两个技巧都有助于人集中注意力。青少年可以在期末测试前，或者备考期间采用这样的快速精神休息技巧。

与朋友一起看电影的时候，总是欢声笑语，但看完电影大家一起讨论时，才更让人感觉乐趣无穷。有些青少年或许对导演试图表达的内容有些不解，他们可以等到看完以后问问朋友的意见，朋友会给出一些不一样的看法。是什么让演员的演技如此真实可信？要想知道答案，可以联系一个很久没有见过面的好朋友，做一次特别且简短的联络（社交休息技巧 3），了解一下他们的想法。你可以让自己的孩子也加入这个话题，在花园或者公园散步的时候聊聊这个电影（社交休息技巧 5），这样更好。

当聚会变得太热烈或者太疯狂的时候，青少年可以通过耳爆法得到充分休息，并重置身心（精神休息技巧 4）。他们听见自己的耳爆声之后，会小心翼翼地环顾四周，然后重新校正自己的感知，以及大脑的位置感。青少年的大脑有更好的感知力和分辨力来判断自己是否愿意继续待在这里。如果他们决定继续留下来，他们就有机会重新审视一下自己的安排，或许还会考虑安排一个新的活动。他们可能想与墙角那个非凡的舞者聊一下刚才的舞蹈，然后尝试学几个新的舞步。这些活动一旦开始，就会成为一段美好、愉悦的回忆。

正如哥德堡大学的盖比·贝德（Gaby Bader）所证明的，每天几十条或几百条短信息会严重干扰人夜间的睡眠，以及生活的方方面面。当孩子们在制订新的行动计划，然后尝试找到自己真正的朋友，或者去找他们想与之交往的人时，他们其实正体验着生理的急剧变化。而交朋友这件事，可以通过快速的社会联系实现（社交休息技巧3）。

让青少年休息的最大困难，依然是说服他们保证有充足的睡眠时间。你可以和他们争辩，说睡眠好，学习成绩会有所提高。这个方法或许能对某些孩子起作用。你也可以告诉他们，休息好了能让自己感觉更机敏，每天都不觉得累。但是大部分青少年在精力充沛的时候都不知道自己应该做什么。

幸运的是，有很多其他方法能说服青少年获得充足睡眠。他们对某些事情还是很关心的，比如他们的外貌，以及行为是否很酷。休息好了，这两者都能有所改善。

睡得太少，会变胖吗？大部分青少年从来没听过这么奇怪的事，他们也不相信。如果我彻夜不眠，耗尽了所有的能量，我怎么会变得越来越胖呢？然而，用事实说话，他们才会开始产生一些不一样的思考。大部分青少年，包括骨瘦如柴的孩子，都不想自己变胖。

不同于上一代人沉迷于海洛因，时尚女模特大都是铅笔胳膊、圆规腿，现在的女生追求紧致、修长、有肌肉的体态，这种体态被认为是富有魅力的。睡眠时，身体在生产生长激素。生长激素是肌肉和肌腱的建筑工具。人需要充足的睡眠才能获得生长激素，也就是说睡得更多能让人看起来更漂亮。男生在乎自己的外貌，一般是指他们想让自己有更紧致、健硕的身体，适当的睡眠能让他们看起来更强壮。

如果青少年依然不愿意保证充分时间的睡眠，你可以和他们聊聊他们最在意的东西——他们的皮肤。面部皮肤的再生长只需要不到两周的时间。大量的表皮更新都发生于睡眠期间。孩子们应该知道，从多方面来说，睡眠就是睡美容觉。

休息与生命周期：老年人

老年群体不同于青少年群体，对休息并非完全抗拒。老年人知道自己需要休息，他们能从骨子里感觉到，他们需要休息。

衰老的问题之一是，随着身体变老，人正常的重建与复原的过程发生了改变。许多运动员一旦超过 60 岁，无论曾经多么努力地训练，老了之后还是看起来行动迟缓，而且肌肉也变得虚弱无力。普通的退化性关节炎，会随着年龄增长而产生并加重。这足以证明人的关节与韧带的复原效果，不再像年轻时那么好。

对于老年人来说，问题不再是他们需要或者想不想休息，而是他们如何看待休息。因为文化的影响，许多老年群体认为休息是虚弱和懒惰的一种表现，比如下午睡个午觉。

老年幸福感的诀窍之一是，自己要知道，随着年龄的增长，身体的自我恢复速度与效率都会下降，所以同样的身体重建过程，老年人需要有更多的休息时间才能完成。一旦老年人能明白，即使自己已经过了 100 岁，身体依然在自我修补和恢复重建，休息就不会再让人觉得是好吃懒做与无所事事的表现。

然而，还有另一个原因使得休息随着年龄的改变而改变。生物钟决定着身体的机敏性与困倦感，它也会改变。从 20 岁到 70 岁，普通人的生物钟通常会慢慢提前，大约提前 90 分钟。

随着年龄的增加，我们会越发地早睡早起。并不是懒惰让我们的爷爷晚上 9 点就上床睡觉了，而是人体的特性影响了他们。人类本就是依时而生的。

休息与生物钟

我们做任何事都受生物钟影响，尤其是我们体内 24 小时的生物钟。你已经学过了，人的机敏水平会随着体内的生物节律而发生改变。

体内核心温度升高，意味着人的感觉更机敏；而温度下降，会让人的行动更迟缓。通常到了夜晚，如果体内核心温度迅速下降，我们就睡着了。当体内核心温度变化曲线趋于平稳的时候，一般是在下午 1 点到 3 点左右，我们就可以轻松地睡个午觉。

每个人的生物钟都略不一样。生物钟也会受家庭影响而改变。如果你想和家人一起休息，这一点非常重要。

大概 70% 的人是麻雀型的，他们体内的生物钟大致相同。上朝九晚五的班，晚上 10 点半或者 11 点半睡觉，对麻雀型的人来说没有任何问题。

但是，另有许多人是云雀型的，比如我就是喜欢早起的人。还有人是猫头鹰型的，即那些晚上不想睡觉的人。生物钟也会随着年龄改变而改变。如上了年纪的人喜欢更早一点上床睡觉，而青少年因为大脑在极速变化，则更喜欢睡得晚些。人的生物钟不同，如果家庭成员对此不加以考虑，会产生严重的家庭内部焦虑。学校老师、学校行政人员，以及所有和孩子打交道的人，也都要考虑这个问题。

为了摸清楚家庭成员的生物钟有哪些不同，你可以让所有人都来完成下面的测试（在确定自己合适的起床时间与入睡时间部分，已经见过其中一些内容）。

生物钟测试：你是云雀型的还是猫头鹰型的?

1. 你正在享受生命中一段美好的假期。你想睡多久就睡多久,而且没有后顾之忧,也没有肩负要务。你手上的钱比实际需要的还要多，你想做什么就可以做什么。

此时你会何时入睡?

晚上 8 点到 9 点	6 分
晚上 9 点到 10 点	5 分
晚上 10 点到 11 点	4 分
晚上 11 点到午夜 12 点	3 分
午夜 12 点到凌晨 1 点	2 分
凌晨 1 点到 2 点 30 分	1 分
凌晨 2 点 30 分以后	0 分

2. 你还是在享受愉悦、永不结束的假期。在只考虑个人意愿的情况下，你会何时起床?

早上 6 点以前	6 分
早上 6 点到 7 点	5 分
早上 7 点到 8 点	4 分
早上 8 点到 9 点	3 分
上午 9 点到 10 点 30 分	2 分

| 上午 10 点 30 分到中午 12 点 | 1 分 |
| 中午 12 点以后 | 0 分 |

3. 虽然你依旧很享受自己的假期，但是你开始有点儿闲得慌了。你想去做义工。这种工作你以前做过，而且也很喜欢做。你没有计划要做太久，一次只想做 2 小时。如果你发现工作有回报而且很有趣，打算继续做下去，你会选择哪个时间段做 2 小时的义工？

早上 5 点到 7 点	6 分
早上 7 点到 9 点	5 分
早上 9 点到下午 1 点	4 分
下午 1 点到 7 点	3 分
晚上 7 点到 11 点	2 分
晚上 11 点到凌晨 1 点	1 分
凌晨 1 点到 5 点	0 分

4. 假期给你带来了放松、休息，还有深深的平和感。回忆一下这段日子里丝毫不同的环境，以及让自己感到自由、状态最好的时光。在这样的日子里你会把自己描述为：

完全是个早起的人	6 分
或许是个早起的人	4 分
介于早起者和晚睡者之间	2 分
绝对是晚睡者	0 分

把所有的分值相加，并将总分填写于此：＿＿＿＿＿＿＿＿＿

如果你的分数是 16～24 分，你是云雀型的；

如果你的分数是 0～8 分，你是猫头鹰型的。

如果你的分数是 8～16 分，你是麻雀型的。你处于中间部分，是大多数人中的一员。

重叠时间

如果你家里所有的人都是麻雀型的，那就太好了。但是如果你家里有两个属于云雀型的，一个属于麻雀型的，还有两个属于猫头鹰型的，该怎么办？

欢迎来到重叠时间（overlap time）。

许多麻雀型的人发现，他们会在下午中段感觉非常困。同样，他们发现自己在上午后段，以及晚间早段感觉更机敏。此时，他们能完成一些比较难的精神活动和体力活动。

幸运的是，当麻雀型的人感觉机敏灵活、做事状态最好时，也是云雀型和猫头鹰型的人相对比较清醒的时刻。虽然有些云雀型的人在中午时分会感觉倦意连连，但是在晚间的早段时间他们的状态通常比较好。大部分猫头鹰型的人，即使某些人喜欢睡到中午才起床，但是在晚间早段时间，他们表现出善于交谈、乐于社交的样子。

晚间早段是另一个对几乎所有人来说都是比较好的时段，云雀型或猫头鹰型的人都是如此。人们通常在晚间早段处于最佳状态，身体也处于最灵敏、有力的状态（如果你想打破一个体育项目的世界纪录，哪怕只是一项个人纪录，那么也应该考虑一下这个时间段）。此时，人的精力正处于最高水平。

对许多家庭来说，上午后段和晚间早段都是理想的重叠时间，而上午后段还能延伸至下午早段。尤其在晚间早段，此时或许是最容易建立社会关联的时间，因为所有人都在家里，除非他们受困于工作或者需要倒班。此时从生物学角度看是黄金时段，你可以利用这个时间去和家人建立关系。

当然，生物钟也影响着所有不同类型的主动休息，包括躯体休息、精神休息、社交休息与心灵休息。在运用不同技巧时，这些休息能在各自最佳的时间点为我们提供生理与社会支持。

某些类型的休息，比如深呼吸，可以在清醒的任何时刻实施。在下列清单里，这种类型的休息标注为 A。对于你所学过的其他休息技巧，后面还会继续推荐实施这些技巧的时间。

躯体休息技巧

1. 深呼吸（A）。虽然深呼吸能随时随地实施，但是它通常用于身负压力时恢复平静，以及为夜间的睡眠做准备。在上午后段午饭之前，或者截止日期即将到来的时候，工作有时会让人感觉压力倍增。在下午后段快下班之前，是实施类似深呼吸这种躯体休息技巧的最佳时间。此时做深呼吸类似于给一天画个圆满的句号，也为回家做好准备。

2. 做山式（A）。做瑜伽山式站立对身体有惊人的帮助作用，而且在任何时间，只要你想实施，其效果都不错。加以练习后，山式站立能起到高效助眠的作用。

3. 做重力式（A）。做重力式作为睡前仪式的一部分有不错的效果，它也有助于日间的快速小憩。无论何时，当你感到身负压力时，可以做一下重力式，或者当你在处理艰难的思考任务之前，也可以做个重力式，为稍后的集中精力做好准备。

4. 短暂小憩。对云雀型的人来说，在下午早段睡一会儿是个不错的选择。麻雀型的人可以选择下午早段至下午中段小憩，而猫头鹰型的人最好选择下午后段。除非工作需要倒班，没人会希望在晚上打个盹儿。对大部分人来说，晚上打盹会影响夜间的睡眠。然而，非睡眠小憩在晚上实施的效果最好。

5. 热浴。睡前热浴是个绝佳的主意。热浴能让人在晚上或者下午后段充分放松。当你结束了一天辛苦的工作或学习后，或者在周末的下午，热浴能让你平静下来，获得充分休息。

精神休息技巧

1. 自我催眠（A）。自我催眠可以随时随地实施。但是，只有当你希望专注于一项任务或者工作时，自我催眠效果才更佳。自我催眠也有助于入睡。

2. 关注自己的双眼（A）。生物钟在下午会降低人的警觉性，当你感觉反应迟缓时，关注自己的双眼是特别有效的措施。而且，这个技巧也同时有助于放松身体，并且能激活大脑意识。

3. 踏着音乐行走（A）。有些孩子在早上醒来后，会采用伴随音乐行走的方式让自己变得清醒，因为此时他们还没睡醒。许多青少年在与朋友出去玩儿的时候，也会用这个技巧。成年人可以在走路去吃午饭时跟着音乐行走。如果他们需要获得更聚精会神且更警觉的状态，也可以随时实施这个技巧。办公室的走廊就是随音乐行走的最佳场所。

4. 耳爆法（A）。虽然这个方法任何时候都能用，但在压力巨大的情况下则更为需要。当你处于社会角色转化时，比如当你吃完午餐，或者结束了一天的工作，准备去见自己的家人时，采用耳爆法效果更佳。

5. 花园散步（A）。如果条件允许，在清晨到花园里走一走，能唤醒你尚处于睡眠状态的大脑，还能让你更容易控制体重。在晚间早段散步，也能从精神上和躯体上让你将工作与家庭生活分离开。好消息是，花园散步的好处可不只有这些，它还有助于社会关联与心灵连接。

社交休息技巧

1. 制造一个特殊关联（A）。我们总希望有人无论是白天还是黑夜都能向我们施以援手。与这些人联络，是我们处理紧急情况的重要环节。虽然如果有恰当的机会能在工作中实施一次特殊关联是非常有意义的，但大多还是安排在下班后、晚上，或者周末期间实施，因为此时关系亲密的家人和朋友都在家里。

2. 拜访一位同事或邻居（A）。虽然这是任何时候都能实施的技巧，但还是周末更好。如果有空的话，在周末下午中段去拜访一位同事是很有意思的事。此时，人的反应相对迟缓。在这个时段进行社会关联人会非常松弛，能帮助你在之后的时间里保持更高的警觉性。

3. 快速联络（A）。大多数快速联络都发生在晚上。尽管对于孩子和你所爱的人，你可以整天都使用这个技巧，但是在绝大多数情况下，快速联络最好在晚上进行。

4. 与同事、朋友、邻居一起步行去就餐。步行去就餐一般发生在中午。晚上步行去就餐也有其优势，我稍后会讲到。

5. 与朋友在公园里散步（A）。虽然这是一个任何时间都能实施的社交休息技巧，但对于上班族来说，社交散步多发生于午餐时、晚上，或者周末的下午。

心灵休息技巧

1. 在时间里穿梭（A）。在时间里穿梭是一项奇妙无比的体验，尤其当工作让你备有压力时，或者在下班前，你希望自己能重新获得精力集中的感觉时。因为这个技巧能带来强大的精神机敏感，所以许多人也喜欢在晚间早段时用。

2. 在空间里游荡（A）。许多人用这个技巧控制自己的压力感。许多人也会在晚间早段，把在时间里穿梭与在空间里游荡都做了。

3. 思考本真（A）。这个技巧在上午后段和晚间早段实施最好。此时，你充满着警觉性。思考本真作为睡前仪式的一部分，效果也不错。

4. 分离主观与客观（A）。除非你能迅速变得机警异常，否则你很难在刚睡醒时实施这一技巧。分离主观与客观在下午或晚上提前安排好的一段时间里做效果最好，因为此时被打断的可能性比较小，你也更容易集中精力。

这些休息技巧很有用，而在家休息能让你产生特殊的社会关联。以下是一些小技巧，你可以试试。

第 24 天：在家休息技巧 1——晨间会议

每个人都是独一无二的存在，其中也包括双胞胎。从他们在子宫里的最初几个小时开始，他们就产生了不同的个体经历。我们的基因几乎差不多，家庭关系也大同小异，但我们在生活环境中会产生个体经历差异。

因为我们每个人都与众不同，所以我们的苏醒方式与晨间活动也有所差异。孩子要上学，青少年要选衣服，父母必须使出浑身解数做完所有事情，然后让大家吃早餐。

虽然一家人坐下来一起吃早餐是最理想的，但比起早年间，现在一起吃早餐的情况却越来越少见。要想让一家人坐在一起吃早餐需要付出一些代价，因为早上大家要匆匆忙忙地赶去上学、上班。

你可以通过一个晨间会议来完成这个任务。晨间会议非常简单——每个人在同一时间待在同一个地方，大家相互打招呼，互相看着对方，然后每个人说一下他们要去哪里，今天打算做什么。

晨间会议是安排快速联络计划的最佳时间（社交休息技巧3）。在安排好的时间里打电话、发电子邮件，或者发短信，让父母和孩子知道每个人都在哪里，要去做什么事。当每个人都飞奔着去做自己的事时，开个晨间短会极其重要。这种短时的社会关联，特别是把计划提前安排好，能让父母平静下来，也给孩子提供了明确的日程安排。如果实施的话，这种社会关联可以在很短时间内完成。

如果所有人的计划都很有规律，而且所有的家庭成员都互相知道的话，晨间会议可以改为让大家说说他们当天最想去体验什么，或者去学什么。孩子可以说一下他们想发现什么，或者简单一点他们想见谁。父母可以幽默地发个牢骚，然后声明他们希望能一如既往且精力旺盛地度过一天，或者描述一下他们会如何享受与朋友、亲戚，或者他们希望见到的同事交谈。

虽然许多人反对，说他们没有时间做这种事，但是晨间会议可以非常简短。一开始的目标就是开短会——1～2分钟。如果每个人都有机会讲话，而且能轻松自如地一起讨论问题，那就控制在5～10分钟。开晨间会议最好的地方是厨房或者餐厅。相比在房子的大门口前快速地交流信息，这些地方更合适。

晨间会议安排了一天的任务，给人舒适和稳定感，还能提高家庭沟通的效率，所以，值得一试。

第 25 天：在家休息技巧 2——晚上一起做饭

虽然上学、工作、玩耍，以及要挣钱可能让一家人无法一起做饭，但是只要与家人晚上待在一起，就能给人带来极有价值的休息。

晚饭时间是一个完美的重叠时间。此时，猫头鹰型、云雀型、麻雀型的人大多都相互协调了生物钟。此时的人清醒机敏，情绪也是一天中最好的。

此外，大家有很多事可以聊。让每个人说一下一天发生的事，或者描述一段他们发现的有深远意义的经历，有助于打开大家的话匣子。如果你没有相关的经历，也不要紧。学了什么新的内容，见了哪些新的朋友，或者和亲戚谈了什么，都是家里常见的话题，能让人兴致盎然。

聊聊食物也很有趣，有助于交流继续进行。食物不只是身体的燃料，也是信息。食物给身体提供许许多多信息，能影响人的情绪、体重，还有睡眠（如果你感兴趣，请参阅最后一章）。

有了食物大家就能一起做饭。虽然许多家庭希望出去吃饭，但如果自己动手做饭，然后一家人坐在一起吃饭，通常能带来更多乐趣。大家可以一起挑选菜单，给孩子解释食物是从哪里来的，是如何生长的。孩子还可以去查阅一下每种食物的成分，以及给身体提供的营养。随着孩子慢慢长大，他们能在做饭这件事上帮越来越多的忙。

孩子也可以帮忙洗菜，这个工作比较容易。当你与所爱的人说话时，做那些看起来很辛苦的事情会更容易些。

一起做饭，然后一起吃饭，能为家庭成员之间以及朋友之间的关系带来的不只是社会关联。晚餐是一种天然的娱乐，能让人的精神得到休息，而且吃东西是生活中最大的乐趣之一。一起吃晚餐能让人学到很多东西，包括知道食物是如何制成的，体验社交吃饭如何让生活更愉悦、更有意义。

第 26 天：在家休息技巧 3——晚上一起散步

在意大利和西班牙，以及其他拉丁国家，惯常的一项社交活动是一家人在晚上一起散步。家庭与整个社区的人都会在同一时间出来去同一个地方。

人们走向一个广场或者公园，他们会和邻居打招呼，说句"你好"，然后继续走，也可能走着或者站着一起聊天。在散步聊天的过程中，他们知道了整个社区的变化——谁工作做得比较好，谁病了，谁搬过来了，谁搬走了，以及经济形势如何变化了。

有个地方散步，特别是绿色的空间，对健康非常重要。英国曾研究过 36 万个居民，研究发现，居民的健康状况有所改善，尤其是贫困人口，因为这些人的住所周围有更多绿色的空间。相比重大医疗改革或医疗新服务，增加绿色空间对健康状况的改善通常更为有效。

与家人一起散步还有其他有益之处：

- 锻炼能改善人的机敏性，也有助于预防肥胖症、高血压、动脉粥样硬化；
- 阳光能改善人的情绪；
- 能见到邻居，知道自己的社区发生了什么事，增强社会关联；
- 晚上散步能促进睡眠质量提高。

晚上散步还能和朋友、邻居叙叙旧，获得一个无比放松的体验。散步对许多人来说是一种精神休息，如果与社交谈话相结合，又会成为一种有效的社交休息。

不同的环境会使人产生不同的心理状态。在绿植环绕的空间里或者在公园里行走，通常能让人感觉更灵敏、精力更充沛，而且更容易被大自然所吸引。当家人们一起在公园里行走时，成员之间的情感还能得到增强。

对冬季大雪期间住在北部的人，或者夏季住在潮湿的南方的人来说，与家人一起在户外散步或许有点儿难。然而，让身体适应气候有好处。

小说家威廉·福尔纳（William Faulkner）曾抱怨空调"消灭了天气"。除非天气实在太冷、太潮湿或太热，否则一家人一起出去走走有助于身体适应天气，而不至于让天气来控制自己。行走不会使你感觉痛苦或者有很不好的体验，而且你的社交网络或许会随着活动范围的扩大，以及对活动范围内事情的进一步了解而得到改善。

晚上散步之所以在不同的文化中已沿袭千年，正是因为散步非常有效。通过散步，人们创造了条件，把精神休息、社交休息合而为一，同时在自然环境中完成了心灵休息。

第 27 天：在家休息技巧 4——独自在公园里散步

独处并不一定得独自一人。方法对了，也能感觉到自由。

即便最亲近的家庭成员，有时候也想独处一阵子。独处能让人自己思考，把自己的思绪集中起来，弄清楚自己想成为怎样的人，以及自己想做什么。

独处也有助于自己与广袤的宇宙产生连接。你可以从大自然开始。对许多人来说，在公园里行走成为一种心灵体验，这也是心灵休息的一种方式。

不同的生物时间会改变人的感受，也会改变在公园散步时外界对自己的影响。在工作日的下午去公园里走走，能得到很好的精神休息。如果你的雇主也对此感兴趣，可以告诉他，有证据显示，在下午运动一下，比如去公园里走走，能显著提高工作效率。正常的生物钟会在下午给人带来一种迟钝懒散的感觉，工作效率的提高或许就是通过克服这种感觉来实现的。活动与光线会给人的身体与情绪带来好处。

晚间在公园散步是不一样的。随着一日将尽，光线改变、移动，情景变得模糊不清。植物也改变了它们的外貌，树木在月光下投下剪影，其复杂美丽的线条和图案，让人目不暇接。

气味在夜晚发生了改变，颜色也是。在夜间，眼睛的瞳孔变大，以让视网膜适应黑暗的环境。

夜间在公园散步也有助于把自己从工作中抽离出来。随着你走过一棵棵植物，一天的信息在无意识的状态下被总结并记忆。这个行为本身或许也能证明冥想能让人放松。

在公园里散步能让人获得精神休息与心灵休息。如果你遇见一位朋友，这个特殊场合能为你提供社会关联。有时候你会与一起散步的陌生人产生很长久的联系，如果那个人正好也对同样的自然景致极为感兴趣。

小结

在家休息让人能将社交休息、精神休息、躯体休息与心灵休息相结合，感受到无与伦比的自由。你可以与家庭成员和朋友一起做事，在安全、稳定的环境中建立新的情感纽带。

在本章中，你学习了随着年龄的改变，对休息的需求发生了哪些改变，以及生物钟产生了哪些变化。你也学习了以下技巧：

- 如何与家人开一个晨间会议。

- 如何与家人一起做晚饭。
- 如何与家人一起在晚间散步。
- 如何独自在公园里散步。

重叠时间让家庭成员共处一室，温馨和睦。家人的谈话活跃了气氛，大家也能相互学习。一起吃晚饭与散步是一种特殊的交流形式，能让我们建立更广泛的社会关联。公园里一次简单的散步，也能让我们的身心恢复如初。当我们以不同的方式将我们的思想与体验整合在一起时，我们会感到有趣和快乐。

用不同类型的方式休息，的确是一种技能，这种技能随着时间流逝与我们年龄的增长而不断得到提升。你要学会各种休息技能，然后创造新的方式去运用它们，把它们变成生活中简单至极的行动。进行社交休息能使你在家里产生一种幸福感与平和感。当你面对更广大的世界陷入困境时，这些感觉能有效抑制你的焦虑感，同时也让你与所爱之人产生更深的关联。

第八章　在工作中休息

"我怎么可能休息？我没有时间。在工作中休息？你肯定是疯了。"

事实并非如此。人不是机器。我们身体被设计成在某个时间能好好做事，而在其他时间需要好好休息。

在工作中休息能带来诸多收益。通过休息，你可以在繁忙的工作日中，让自己恢复元气，在高强度的压力下放松身心。做一些简单、易操作的事情，不仅能休息得更好，还有助于提高工作效率。

虽然在工作中休息非常有用，但有些时候还是很难实施的，因为总是有做不完的事。

你除非休息充分，否则难以应对繁重的工作。

现在许多研究表明，社交休息活动——类似于与朋友步行去吃午餐这么简单的事——在下午早段至下午中段，即生物钟运行较慢的时刻进行，能显著改善工作效率。社交休息同样能让工作者团结一心，工作成果超出原定的共同目标，还可以重振一个经营不佳的公司或公共机构。不同类型的社交休息还能让企业获得更具创新性的想法，拥有更多有创新性的员工。

然而，在工作中，时间眨眼就过去了。第一，人们感觉自己没有足够时间去完成需要做的事；第二，不是所有人都能意识到，生物钟是如何影响着人的行为表现的，尤其当人身处充满压力的环境中时；第三，找到一个地方让自己在工作中休息，可能需要一点聪明才智。

让我们一起来探讨如何解决这三个问题。从时间带来的压力开始。我们无法分配时间给休息、恢复元气，让自己焕然一新是最主要的问题，这也是为何本书中所介绍的许多躯体休息、社交休息、精神休息，还有心灵休息的技巧，其设计之初就是为了让人们能迅速完成。加以练习后，大部分的技巧都能在一分钟内实施完成。

让我们一起浏览下面不同种类的休息技巧，看看哪些能在 60 秒之内完成。

快速休息技巧

躯体休息

深呼吸

做山式

做重力式

精神休息

自我催眠

关注自己的双眼

踏着音乐行走

耳爆法

社交休息

制造一个特殊关联

拜访一位同事或邻居（最好在 2～3 分钟内完成，但在紧急关头可以在 1 分钟内完成）

快速联络

心灵休息

在时间里穿梭

在空间里游荡

思考本真

分离主观与客观

加以练习之后，你就能又快又好地实施休息技巧。有些人抱怨说，休息技巧太多了，组合的方式也太多了。对于这个问题，我会在最后一章中做进一步说明。重要的是你需要知道，在短暂的时间里，你有许多休息技巧可以应用，大部分技巧都不受场地所限，而且在实施不同技巧的时候，你很快就能发现哪个是自己的最爱，以及在一天的哪个时间段实施能给自己带来最明显的效果。活跃生活的主要方式是结合运用多种休息技巧，这样你的工作和休闲日子里能充满节律感与音乐性。

提升能量

有时候，你会感觉自己在超负荷工作。这是因为工作太多，但时间不够。你需要做个快速的身心重置，或者打一针"强心剂"让自己能够完成工作。如果工作繁重但时间短暂，提升能量的方法能给你带来一些工作动力。可以试试下述休息技巧，或者将几个技巧结合使用。

1. 耳爆法。如果同事在你的耳边嗡嗡作响，花几秒钟做一下耳爆法。可能的话，请闭上双眼，保持 10 秒钟，听着自己的手指充满关怀地在耳内营造出一片寂静。然后迅速抽出手指，形成耳爆声，再重新看看身边的世界。

先集中注意力在某一种颜色上，把所有看见的颜色都说出来。然后，看着某个物体的形态，说出它是什么。接下来，感受自己所处房间的空间大小，仔细聆听，试着把听见的每一种声音都识别出来。几秒钟后，你就已经重置了自己的感官系统，也准备好继续工作了。

2. 做瑜伽山式并深呼吸。保持挺拔笔直的站姿，把关节、膝盖、臀部、肩膀保持在一条直线上。吸气时数到 4，呼气时数到 8，听着呼吸过程中空气流动的声音，想象空气流动的样子。几秒钟后，你或许就能感觉自己像身处密林深处一样安静，如泰山一般岿然不动。现在你已经准备好把工作做完了。

3. 踏着音乐行走。找一首自己喜欢的快节奏曲子，然后踏着音乐行走。感受双腿和双臂跟着快速的节奏摆动。当脚触及地面的时候，要踩在重拍子上面。像跳舞一样行走，但是跳舞更带有目的性。现在，身体已经兴奋起来了，可以做下一个工作了。

4. 制造一个短暂的特殊关联。你已经超负荷工作，而且现在的工作要求在短时间内完成。尽管时间紧迫，给自己信任的人打个电话，做一个短暂的特殊联系。这个人已经知道你会在面对困难的时候给他打电话。如果有机会的话，问问他的意见；如果没有机会，就请对方支持你一下，让自己知道总有一些人会在某时向你伸出援手。

5. 自我催眠。 你的问题看起来很严重，或许严重到工作无法在截止日期前完成。迅速让自己进入自我催眠状态，保持放松并集中注意力。想一想这份工作需要什么，然后设想一下自己做得又快又好。如果因太焦虑而无法实施自我催眠，想象自己有一个双胞胎兄弟，他住在千里之外，如果你们身份互换，他会如何完成这个任务。当你睁开双眼，大概 1 分钟之后，你就知道自己要做什么了。

在工作时去何处休息？

在许多工作场所，找一个好地方休息有点困难。如果你是学校的老师，带着 33 个一年级新生，任何疏忽都可能导致难以预料的后果。在呼叫中心工作的人，总是分分秒秒被工作拴着，他们通常很难想出哪里有地方可以让他们休息。

记住一点：思考即行动。你对大脑做的事情会从化学、生理，甚至解剖学层面上改变大脑的运行方式。要想在艰难的工作环境中休息，必须运用智慧。

你可以考虑采用不同形式的精神休息。人体能在 1 分钟内迅速高效地进入自我催眠状态（我会在下面为大家展示）。当你在书桌前或椅子上坐着的时候，只需要 20 ～ 30 秒就能完成关注双眼的过程；当你步行去上司办公室的时候，就能在 20 ～ 30 秒的时间里快速地实施踏着音乐步行的技巧。别忘了，耳爆法随时随地可用。

想一想心灵休息的几个小技巧。在空间里游荡，还有在时间里穿梭，都需要精神高度集中，但熟练之后都能在任何工作场所里实施。而思考本真的技巧，和上述二者一样，也随时随地可以操作（见心灵休息技巧 3）。

虽然人们会感觉自己好像软体动物一样黏在工位上无法动弹，但有时还是可以逃离一阵子的。所有人都要上洗手间。在这短暂的步行时间里，可以踏着音乐行走，也可以去同事那里做一次简短拜访。

你在站着等电梯吗？这是做瑜伽山式的最佳时机。接到一个原本不太可能合作的客户电话？这是使用深呼吸技巧的好机会。

如果很幸运，你有自己的办公室，可以做一些原本觉得不可思议的事情，比如打个盹。也可找个地方去实施其他休息技巧，比如做重力式或者下午在花园走一小会儿。寻找的过程很可能不需要 30 秒，最多也就比去洗手间的时间稍长一些而已。这些休息方式，能让你稍稍离开熟悉的工作环境。

所以，没错，你在工作中是有时间休息的。即使是呼叫中心的工作人员，也有地方可以休息。但是，什么时候是休息的最佳时间呢？

工作时的生物钟

你的身体从未停止过工作。现在你也明白了，睡眠是最长的休息过程。睡眠在创造新记忆、辅助学习，以及重建全身细胞与大脑细胞的过程中，有着巨大的推动作用。

无论生物钟所持续的时间很漫长还是转瞬即逝，它与睡眠一样对我们的生命也会产生巨大影响。相比冬季，人们在春季更容易感觉到身体充满能量且四肢灵活，四季产生的光线变化会改变人的心情，进而改变人的主观精神与身体能量。尤其是女性更能体会到每个月的月经如何改变自己身体的状况，以及自己的思维。

然而，或许对工作者来说，最重要的生物钟是 24 小时周期的规律，它对人的行为会产生巨大的影响。体内核心温度可以作为生物钟改变的线索，二者间的时间差在 2 小时左右。体内核心温度上升，人就更精神机敏；体内核心温度下降或者趋于平缓，人就行动更迟缓，反应也更慢。这一点对工作可能产生的影响如下：

- 对大部分人来说，感觉最机敏的时间是上午后段，以及晚间前段。
- 在大多数一成不变的工作日里，下午的早段至中段，是人行动相对比较迟缓的时间，人也感觉昏昏欲睡。
- 睡眠不足的美国人应当在每天早上开始工作的时候，就放慢节奏，让自己的情绪与行为表现不要太快达到顶峰。

换言之，从生物钟的表现来看，在普通工作日的大部分时间里，人都处于不太机敏的状态。

这也是休息能帮助你的地方。只要时间与实施顺序得当，休息技巧能扭转你偏执、疲惫、反应迟钝的状态，也能让你在工作日变得快乐起来。让我们看看在不同的工作时间段内，不同的休息方式可以如何拯救你。

在 10 小时工作日中的休息

除了需要倒班的人［我在《生物钟的优势》（*The Body Clock Advantage*）一书中对该主题有更详尽的分析］，大部分美国人的工作时间是早上 8 点到晚上 6 点。每个小时里，人体都有不一样的需求。这一事实能让你根据自己的工作，选择适合自己的休息技巧，每个小时都不一样。

细数一下，工作日的每一个小时你都在做什么。

早上 8 点

通常工作日刚开始的时候，你总会带有一丝狂热。昨晚的你可能睡眠不足，而此时身体需要让大脑清醒起来，然后分析一下工作中的问题，把前一天剩下的事处理干净。而且，你需要让其他人知道，你来了，意识清醒，也准备好去工作了。

你或许已经感受到了晨间会议带来的好处（见第 24 天在家休息技巧）。晨间会议帮你把一天的工作整理清楚，也为当日必须要完成的工作做好准备。现在你回到了自己的工位（你是走路、骑车、开车、坐火车或者坐公共汽车来的），你想尽快开始工作。

美国人一般开车上班。随着你走出汽车，行走至办公室上班的过程就是休息的好机会。

你可以踏着音乐行走（精神休息技巧 3）。如果你愿意，可以用苹果随身听或者类似的东西，也可以聆听自己脑海中的音乐，它可能已经在你的脑海中回响，即使你可能未曾意识到这一点。在准备开始工作时，可以选择一个快速的、铿锵有力的，或者简单欢快的乐曲。你的体内温度曲线现在呈上升趋势，你会感觉更灵敏、更有活力。

在随着音乐节奏行走时，试着让全身都跟着曲子的旋律、重复的片段摆动起来。如果你在听进行曲，就跟着进行曲的拍子走；如果是一首温柔的爱情歌曲，试着通过胸腔的起伏和双臂的摆动来感受歌曲中深沉的社会关联。

即使那天早上你进入的工作空间令你感觉枯燥沉闷，如果可以的话，在步子里加入一些舞蹈节奏。记住，加以练习后你就能更全面地控制自己的意识，这能给你的身心带来更多愉悦体验。

当你在等电梯时，或者在排长队时，你可以用山式练习站姿（躯体休息技巧2）。如果你正巧看见有个同事想找你，你也不用急着马上回自己的办公室，可以花一点儿时间先去同事那里看看（社交休息技巧2）。问问他，他和他的家庭怎么样。或者，看看同事的脸，他看起来累吗？或许，一个玩笑窜进你的脑海——一个能让你们双方迅速产生连接的玩笑。

当你到达自己的桌子或者工位时，把一两个休息技巧结合起来用，然后开始当天的工作。

第 28 天：在工作中休息技巧 1——制订工作日计划

无论是坐着还是站着，你都可以在脑海里制订一个工作日计划，大部分人更愿意在桌子前实施该项技巧。

现在开始做几次简单的深呼吸（躯体休息技巧1）。双唇微启，吸气时数到4，呼气时数到8。

想象空气向下穿过咽喉，进入气管，很快进入复杂的、不断分支的细支气管中。感受肋骨在向外向上扩张，想象着空气流入明亮发光的肺泡中，让血液富含氧气，滋养生命。

在 2～3 次深呼吸后，想象你的面前有一张白纸（如果你愿意，也可以拿出一张真的白纸），画一条穿过中心的直线。

在白纸的左边，填写当天的重要任务。先写下三个重要任务，第一个任务最重要。看着任务，然后试着在脑海中构思清楚，你需要做什么。

今天，可能你计划着要完成一个项目，这个项目已经做了好几个星期了。

或者，因为老板打算扩大你所任职的部门，而且很有可能会让你全权负责，所以你希望能和老板安排个会议。或许，你得了重感冒，只是希望能熬过这一天，别把感冒传染给其他人。

随着重要的任务在脑海中逐渐清晰可见，现在看看白纸的右边。这是你的一天，已经以小时为单位划分好了。看看早上 8 点、9 点、10 点。现在，以 1 小时为一个方格，规划你的工作。

思考一下，怎样安排每个时间格才能将重要任务贯彻落实。在第一个小时里，你可能别无选择，只能先处理紧急事务，然后完成常规且重要的任务。但是，到了上午 9 点，你应该开始处理当日的首要任务了，试着让自己尽快开始着手处理。

如果能在当天的第一阶段，花较多时间去处理自己的首要任务，你或许有机会体验到真正的成就感。

下一步，看看当天剩下的时间，一小时一小时地看。弄清楚日程表是怎么安排的。检查一下时间，看看什么时候能着手处理第二和第三重要的任务。

可能你根本没有机会去处理当天的重要任务。如果是这样的话，在一天的工作开始时就了解清楚状况是非常重要的。

现在，你已经把当天的每个时段都在脑海中过了一遍，考虑一下你想采用哪个休息技巧，什么时候实施。试着把实施休息技巧的地点加入日程表里。记住，要做到正确地休息，让你的工作更加高效才行。

再重复确认一下如下三点，就完成了对工作日计划的设想：

- 你的首要任务是什么。
- 你觉得什么时候是效率最高的时间段，可以着手处理首要任务。
- 你为今天安排的休息时间以及休息形式。

你已经完成了对当日所做之事以及何时去做的构想，现在你开始进入工作日的下一个小时。

早上 9 点

除非你的工作 9 点才开始，否则在这个时间里，大部分人都已全身心投入自己的工作中了。

对某些人来说，处理紧急事件是比较困难的。耳爆法（精神休息技巧4）则随时都能有所帮助。你需要做的只是把手指塞进耳朵里，停留 5 ～ 10 秒钟。如果工作条件允许，你也可以闭上双眼。

当睁开双眼后，环顾四周，看看身边的物品颜色、光线、家具的形状，然后听听身边的噪声，把注意力放在所有的感官上，注意自己是如何观察这个世界的。

现在，你已经重置了自己的感官，你可以思考眼前的任务了。还是有很多事要处理吗？是否能把不同的任务划分成可处理的小片段？你是否因为今天老板比较易怒而烦躁？几秒钟之后，你应该感觉更理智，也准备好重新面对眼前的各种工作。

或许今天你过得非常精彩，能愉快地投入工作中，身体也充满活力，你已经把所有该做的事都处理完了。

此时，继续为当天设定个工作节奏，并短暂地休息一下很有必要。深呼吸几次，或者关注自己的双眼，看看环境中可爱漂亮的事物（精神休息技巧2）。发现生物钟的变化，让自己以多种形式不断变化移动，能刺激你的机能，也能让你保持良好积极的情绪。

上午 10 点

除极端的猫头鹰型的人之外，大多数人到了上午 10 点，生物钟都会开始进入积极活跃的阶段。有许多事情要做，而且正在处理中。

然而，你并不希望自己一直在一个地方一动不动。你的身体需要休息，需要一些躯体活动。

如果你在工作的大部分时间里都原地不动，现在是时候起来活动一下了。就去同事那里，问问她你们两个跟进的项目的进度。还可以考虑在办公室周围或者办公室内走走。如果需要找个借口，你就说要去洗手间。在办公室内行走，其实就是把办公室变成一个休息室。

在行走的时候，把步伐的节奏变成朝气蓬勃的样子，边走边和其他人打招呼。当你在办公室或者工作场所行走时，想象一下那里的东西——脚下建筑的混凝土结构，墙壁里的钢筋，能无限细分的地板颗粒，家具的款式所体现的年代感，光线产生的明暗变化，这些都能引起你对本真的思考。这个无限多彩的世界让你能学着去冥想。当你在工作时，定期让思绪休息一下是非常好的选择，通过一些简易且放松的方式，你能重新感知外面的宏伟世界。

上午 11 点

现在，你应该想要跃跃欲试了。你正处于上午神志清醒、感觉灵敏的高峰阶段。现在是实施大屏幕技巧的最佳时刻。

第 29 天：在工作中休息技巧 2、3——大屏幕与睡午觉

按照传统的工作习惯，员工喝咖啡或茶歇的时间一般是上午 10 点半或者 11 点。然而现在社会普遍把人类当成机器，咖啡休息时间或许会因为这种可悲的看法而最终消失不见。但是，上午 11 点依然是一段宝贵的时间，你能重新评估自己的一天，并明确当日的主要目标。

你可以采用自我催眠法（精神休息技巧 1）作为大屏幕技巧的开始。首先，找一个让自己感觉舒服的地方坐下，坐直身子。

现在，把左手放在眼睛上（如果你是左撇子，可以用右手）。

把眼球向上翻，在闭上眼睛的情况下直接看向天花板。做一个深呼吸，屏住呼吸几秒钟。虽然眼睛是闭着的，但眼球还是保持向天花板看的状态。

现在，在脑海中想象一下，你现在坐着的地方。

看看房间、墙壁和地板，有些混乱的桌面，还有同事乱七八糟的桌面，昏黄色的日光灯的灯光——就好像在脑海中看着一块超大的屏幕一样。现在，从屏幕中看看自己。

缓慢且深沉地呼吸，想象你正平静地从屏幕中观察自己。你已经把工作的首要任务完成了吗？你是否已经尽力设法去处理了呢？

想想自己已经做完的事情，以及当天余下时间想做的事情。在设想余下的时间安排时，想想自己完成任务时的样子。看看自己处理事情需要的步骤，以及一些工作细则，这些能让工作顺利推进下去。

你的眼球还在向上翻着，你的手还覆盖在眼睛上，但是你在思考并且能看见自己想去做什么。你也可以考虑一下，今天下班后你想去哪里。随着呼吸的放慢，想想当自己完成目标后由内而生的满足感。

大屏幕技巧实施结束后，目视前方，做一次深呼吸。睁开双眼，将手从眼睛上移开。

现实或许并不能一切如人所愿，但是你已经看见了前面的路。大屏幕技巧能让你评估自己的一天，重新调整事情的轻重缓急，并明确为了完成任务需要运用哪些技能——这些都是你坐在椅子上时做完的。

大屏幕技巧在任何工作场所中都有积极作用。它能随时随地实施，比如，当你在一个无聊的商务会议中，看着好几个人都在说一些冗长累赘、毫无意义的话时，你就可以运用大屏幕技巧让自己更理解工作中的人际关系，人们想要什么，以及他们为了得到自己想要的采用了哪些技巧；你还可以在公共汽车、火车或小轿车（作为乘客）里坐着时，实施一次以自我为中心的大屏幕技巧。你可以在感觉安全的时候，随时随地实施大屏幕技巧，越常做越熟练。正如其他休息技巧，大屏幕技巧也是加以练习后，效果会越来越好。

其他技巧也可以用来不断明确你当日的工作目标，并让你保持专注状态，就像上午后段身体第一次达到高度机敏的顶峰一样。心灵休息的技巧，比如在时空中穿梭，能让你迅速恢复平静，还能从多角度让你重新感知自己所在之处，以及将至之处。上午后段也是制造特殊关联的最佳时间（社交休息技巧1），你可以给信任的人打个简短的电话，或者发一封电子邮件，告诉对方你在这里，你惦念着他。

中午

中午是传统的午餐时间，也是建议实施社交休息的时间。

比如和同事一起走路去吃午餐或者在公园里散步之类的技巧，能提供更多的社会关联。许多研究结果表明，在太阳光下走路或运动能提升工作效率，因为在下午早段与中段的时刻，人体受生理影响，工作效率会比较低。而在绿色植物中穿行对健康和精神状态有直接与间接的积极影响。

寒冬腊月去公园散步非常困难。然而，即使地面并未被新鲜的积雪覆盖，冬日的景致也有其独特的美。当人们与大自然产生连接时，会感觉更好。当人们在生机盎然的环境中徜徉时，能感知周围世界中的每一方小世界。在许多文化中，生机盎然的环境本身就有生命。

即使不能到户外走走，中午也是实施精神休息与心灵休息的绝佳时刻。如果在就餐时你没有机会和同事一起坐着聊天，也可以采用关注自己双眼的技巧，让自己平静下来并厘清思绪；如果你被困在办公桌旁，可以仔细观察窗外的自然环境并开始冥想；如果你是传说中的黑拇指，总是在几天之内就把仙人掌和玉树养死，可以观察身边一些无生命的自然物体。你可以放一些水晶，或者记忆深刻的一次旅途中发现的造型奇特的石头，把注意力集中在这些物体上，观察一段时间，试着不看其他东西。中午时分可以采取多种不同的放松方式。

下午 1 点

如果你在午餐时间已经休息充分，也花了些时间做社交休息、精神休息，或许还做了心灵休息，那么这个下午的工作效率应该会不低。然而，对大多数人来说 (除了猫头鹰型的人，他们现在才进入高效时段)，下午早段是相对反应比较迟缓的时间。

如果能控制好工作任务的顺序，下午早段至中段比较适合做不太动脑筋，以及不需要精神高度集中的工作。遗憾的是，这行不通。所以，你可以用一些特殊的休息技巧让自己保持专注的状态，比如自我催眠或者快速联络。

如果你觉得有点儿疲倦且反应迟缓，可以站 1 分钟，做一下山式。把脚踝、关节、臀部，还有肩部保持在一条想象的直线上，呼吸要缓慢且深沉。连续练习几次，能让你保持清醒状态。

下午 2 点

下午 2 点到 3 点对绝大部分人来说，是有魔力的时段。许多人此时感觉步履蹒跚，疲倦嗜睡。

此时是进行躯体休息的最佳时刻。

睡个午觉

在第三章中，你了解到如何睡一个高效又短暂的午觉。许多人觉得在工作中睡觉是不可能的，我不同意这个观点。

在布朗大学教书的时候，我是第一个在下午 2 点到 3 点睡午觉的人。我的办公室舒适宜人，而且有一扇能关上的门。我的办公室没有沙发或者可以躺下睡觉的折叠椅，但是我有一块地毯。我的第一个午觉是因为前一天晚上工作得很晚，而我的睡眠被不时打断。我就直接躺在地上，然后把外套叠起来做枕头。

那时候我其实很少睡午觉，然而，当我在头下面放个枕头，又戴上眼罩（叠起来的小毛巾）之后，我竟然很容易就能睡上一段时间。

如果你有独立的工作空间，其实很容易睡个午觉。一块瑜伽垫或一把折叠椅，二者都既便宜功能又多。你可以在椅子上放个靠垫，把它当成枕头，或者如果你更喜欢空气枕头，可以睡前给它充气。戴一个眼罩能有效隔绝明亮刺眼的太阳光。

有几个小诀窍能让你成功睡个午觉。如果你在工作，不要睡得太久，长午觉——超过 15 分钟到 30 分钟——会让人进入深度睡眠状态。

你可不想这样。深度睡眠意味着睡眠惰性，人在醒来以后的一小段时间里，会感觉行动迟缓、头脑迟钝。

要想控制午睡时长，可以使用厨房计时器或者闹钟。

把姿势调整到舒服状态，尽量保证空间足够安静。如果确认自己没有任何电话，你可以把手机调成静音，把它当成计时器。

如果有许多人要向你报告，看看他们是否能让你有片刻时间不被打扰。

非午睡环境

虽然许多研究表明，午睡能改善工作效率，但是很多老板不相信这是真的。你需要做的是证明给他们看。

让你的雇主知道，如果午睡之后工作效率并没有显著改善，你就不会继续午睡。如果你的工作成果比较容易量化，跟踪一下自己一周午睡、一周没有午睡的工作结果，然后给老板看两种情况的差异。通常情况下，当人们有时间休息以后，工作效率总是有小幅提高的。

如果你没有独立的办公室，又需要找个地方睡午觉，可以去看看会议室，大部分情况下那儿都没有人，或者看看是否有空的办公室。这也是平日去拜访同事的原因之一，他们能帮你找到合适的地方，或者带你去一个不错的地方休息。

如果你和许多美国打工人一样，不必严格执行朝八晚五或者朝九晚五的工作制。如果你的工作不分昼夜，要随时待命，你可能需要打个盹儿。

你随时都可以试试非睡眠小憩的技巧。在第四章精神休息部分有具体描述。非睡眠小憩有许多好处，你坐在椅子上就能实施，而且通常只需要 1～2 分钟。

如果你的确需要快速让自己清醒，躯体休息与社交休息技巧就比较合适，因为二者都包括行走，尤其是在日光下行走。在下午早段至中段，能量提升对人体苏醒的作用比较明显。

下午 3 点

值夜班的员工总是会在凌晨 4 点时困得头如捣蒜，日间工作的人通常认为下午 3 点是最困的时刻。

人的机敏性通常随着社交而改善。下午 3 点时已经工作大半天了，可以考虑去同事那里走走，或者踏着音乐走一会儿。互联网时代之前的工作场所有一个极为有效的休息方式，而下午中段也是重新引入该方式的时间——咖啡休息时间。

第 30 天：在工作中休息技巧 4——咖啡休息时间或茶歇

工作休息的最佳时间是下午 3 点或者 3 点 15 分。在这个时段休息能让身体充分放松，也有助于提高工作效率。在工作休息时段，公司或许会提供咖啡或者茶，但是这些都不重要。

当我还年轻的时候，我在英国萨塞克斯大学学习，然后又去了剑桥。在萨塞克斯大学的时候，我就读的是分子科学院，当时英国实验室之高效给我留下了极其深刻的印象。

英国的科学家工作方式与众不同。我曾经工作过的美国实验室，似乎提倡蛮干硬干——如果你能一天做 20 小时实验，比你一天做 10 小时要好两倍多。

英国人的策略则完全相反。长时间工作会遭人诟病，但这并不妨碍人们周末依然回来"看看实验进行得怎么样了"。至少在我身处的比较基层的位置上，英国的实验室不像美国实验室那样充斥着紧张的气氛。

尽职尽责地工作到上午 11 点，以及在下午 3 点半，人们可以临时离开自己的岗位，去喝一杯茶。研究生与博士后都会围着实验室负责人，喝着咖啡，侃侃而谈。

有时候，只是开心地聊聊天而已。然而，大部分时间人们还是在讨论工作——他们已经完成了什么，还有什么没做完，哪些看起来效果比较好。

此时，人们自然而然地相互配合，轻松地相互回答问题。这跟我所了解的美国实验室的周会完全不同。美国实验室也会从各个部门召集人，坐在一起解决问题。

萨塞克斯大学的分子科学院太出名了，好几个教授都是皇家科学院的成员，还有一位是诺贝尔奖获得者。他们轻松自如地检查其他人的设备，然后跟他们聊聊现在的困难。虽然有时候他们研究的领域完全不同，他们依然会花时间和同事谈谈自己的看法。

此后，硅谷也采取了类似的工作模式，许多公司的工作效率得到显著改善。英国最伟大的诗人之一约翰·邓恩（John Donne）说得对："没有人是一座孤岛。"

如果实在没办法，你也只能在咖啡休息时间或者茶歇时独自一人，但是如果可以的话，试着去拜访你的同事，他们可能马上成为你的合作伙伴，但这不是必需的。通常和工作场所中的某个人一起休息 5～15 分钟是很有趣的一件事，他可能不是平时常见的同事，你很少有机会见到他。

在咖啡休息时间，你还有机会实施社会关联技巧，让自己实现一定程度上的社交休息。了解工作的地方发生了什么事，能提升你的积极性。而且和你对话的人，也以最传统的方式——面对面——进行人与人之间的信息传递。当工作效率开始下降时，你可以在某个生物钟的时段暂停一下工作。

休息是不断更新重启的过程。如果你没有机会和同事进行社会关联，那么可以对着精致茶杯里的茶包，优雅地吹一口气，细细品味。然后，花一些时间把精力专注在自己的双眼上，这能让你的精神得到快速休息。

下午 4 点

到了下午后段，大部分人的机敏性开始上升。此时，实施快速社会联络是很有趣的。为了让生活充满节奏感，如果条件允许，和工作之外的人交流一下很有意思。

如果有机会，这个时候你可以对着蓝天展开想象，你可以天马行空地去想象创新计划或项目。散一会儿步，特别是在花园里，能让你把今天所有的体验都整合起来，想出一个新的方法来应对工作中面对的挑战。

下午 5 点

在你离开工作岗位前，要做个复盘。

虽然你或许对结束工作、能去见所爱的人兴奋无比，但是如果可以，首先还是花点时间做一次深呼吸（躯体休息技巧1），同时也想象着空气流动的样子。

当感觉身体放松且精力集中时，想想今天自己已经处理完了哪些工作。重要任务已经优先完成了吗？如果没有，试着想个办法在下一个工作日完成。

然后，看看你今天学到了什么。你或许跟同事学了个新技巧，或者你发现如果在老板要去吃午饭时和他谈工作，他会很生气。思考一下当天所有行动中，哪件事是令人印象深刻的。

最后，构思一下今天剩下的时间。想象一下，你期待可能发生的事，以及你即将感受到的快乐。你很快就能把这些想象付诸实施。

工作日结束时，也是运用心灵休息的好时机。你可以在时空里穿梭，或者花点儿时间专注于分离主观与客观。在一天结束时，让自己感觉到能和更大的世界产生连接，是个不错的选择。此时，再给自己一次机会，想想已经完成的工作，让自己有一些成就感。在结束工作后实施心灵休息技巧是很有趣的，这很像音乐演奏到最后总是要从头再来一段一样。工作中的风暴、压力与成就，或许会引发一些更安静平和的东西，因为你会更深刻地意识到，自己身处何方，自己已去过何处。

小结

在工作中休息不但可行而且十分必要。虽然找到合适的时间、地点要花一些小心思，但是在工作中休息能让你恢复精力，而且能给当天划分出不同的工作节奏以提高工作效率，还能增加成就感与工作愉悦感。

在本章中，你学习了四种在工作中休息的技巧：

- 在开始工作前，制订一个工作日计划，明确自己的重要任务，以及完成的方式。
- 大屏幕技巧能让你有机会获得平静感与新的想法，而且能在几秒钟内让你有新的视角，厘清办公室的人际关系。
- 睡个短觉能让你在下午早段至中段的生理"死亡"时刻恢复生机。
- 快速的咖啡休息时间或者茶歇，不需要任何饮料，但是能给你提供计划、合作，以及社会关联的体验。这些能让你和你所在的组织工作效率更高，同事之间关系也更好。

在工作中、居家或玩乐时，休息都是自我修复的过程。你所学到的各种休息技巧，可以相互匹配，结合使用，以应对工作日或环境的特殊情况。这些技巧能让你的行动与休息更有规划性，将压力最小化，愉悦感最大化。

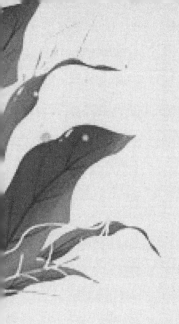

第二部分

让生命充满韵律

第九章　安排顺序

如何应对多任务处理以及百无聊赖感

生命是短暂的，如果人能做两件事，为什么只做一件？要不做三件，或者五件？

多任务处理（Multitasking）可以让我们在同一时间处理更多事情。我们在进行多任务处理时，充满了新奇感与兴奋感，就好像玩杂技一样，抛向空中的球变得越来越多。多项任务碰撞在一起，让原本普通的任务变得像游乐场的飞天大陀螺，让胆大的人去审视自己能做多少，能做多久。难怪那么多人会对多任务处理有诸多抱怨，但是又经常进行多任务处理。多任务处理可以很有趣。

只是人类的大脑并不善于多任务处理。人体的设计表明，无论我们认为自己有多厉害，人脑其实一次只能做一件事。

幸运的是，我们可以选择把多任务处理变得更高效，还能使自己沉醉其中。米哈里·契克森米哈赖最早提出心流（flow）的概念。它能使许多无趣的日常工作，变成让人兴趣盎然的活动，还能引导人们通过集中注意力解决精力分散的问题。收获是我们变得更容易产生笑意，同时工作效率也变得更高。如果我们把心流与安排事情的顺序结合起来，许多原本看起来不可能的计划，就会变得切实可行。再加以一定的实践，所有的事情都会变得易如反掌。

人们实施多任务处理的一个原因是，他们喜欢这样做，或者说，在忙碌的工作与家庭生活中，人们感觉自己别无选择。如果人们没有足够时间完成必须完成的事，又怎么会有时间去休息呢？

问题的答案就藏在我们对身体的认知中。人体是如何运作的？如何能让体内的节奏、循环，以及内部的音韵感为我们服务，而不是与我们相互对抗？我们需要变得更活跃，也需要休息、自我更新、恢复精力，因此，我们必须弄清楚应该在什么时候同时做这些事情。这样我们就能完成更多的事，同时拥有一段美妙的时光。

多任务处理以及感官过载的压力

单舞台马戏，继而出现三方舞台马戏，而后是五方舞台马戏。如果你在玩电子游戏，你可能要在计划对隐藏的帝国基地进行战略进攻时击退外星生物，同时得把埋伏的同伴拯救出来，直到莫名而来的导弹将自己炸死为止。参加狂欢晚会时，你也可以在心醉神迷中"引爆"自己的大脑。当你在泰诺克电子音乐中疯狂舞动时，过多的信息会使身体的神经回路超负荷运转。泰诺克电子音乐的声音在耳膜中不断振动，音乐的节奏也直击骨髓。

我们许多人都喜欢感官过载的感觉。所有的东西同时出现，能让人兴奋异常。人们喜欢多任务处理还有其他原因。

最近，我去一位20岁出头的画家朋友家里做客，打算和他商量一下中美之间跨文化艺术交流的项目。他不在家。他的室友是两位聪慧有趣的女性，刚刚大学毕业。她们邀请我参观一下那栋可爱的房子，然后坐下来聊了一会儿。

我蜷缩进一把老旧的椅子里，她们二位则坐在我的左面和右面黄色的布艺沙发上。她们俯身向前，从手中笔记本电脑的上方瞥了我一眼。在我们交谈的过程中，她们一直在观察我，同时不断地打字。

因为我和她们不是同一个年代的人，我产生的第一反应是一种很模糊的感觉，我觉得她们有点儿没礼貌。但是，我重新反思了一下，很快意识到自己错了。这两位点头之交的朋友，对我的态度与她们对其他朋友的态度是一样的——一边聊天一边上网、发邮件、处理一条或者两条短信息。她们偶尔会根据我提到的内容做一些搜索，然后又继续回到话题中。

我问她们，为什么她们要在与别人交谈的时候，依然在写字、发信息、看视频、阅读？她们觉得这个问题很奇怪，然后解释说，那个下午她们所做的事，对她们来说是很正常的，甚至是一种日常规律，而且她们也乐在其中。其中一个女生说，她喜欢同时处理好几件事，因为"这不会无聊"。

在我的临床经验中，人们很害怕会感觉百无聊赖。无聊时，他们会开始产生分离感，感觉没有依靠，孤苦伶仃。当人感觉无聊的时候，体内躲藏的所有恶魔都会蠢蠢欲动，想逃出来。突然间过去的痛苦思绪不知由何处飞了过来，对未实现的期望产生的无端恐惧，以及对未来的焦虑也纷至沓来。人们开始沉思，开始忧虑，就好像他们正在机场排那条望不到头的安检队伍一样，没有人知道自己是否会被叫进小黑屋里接受特别检查。

在美国，我们一直被教育要努力工作才不会无所事事。无所事事是我们的敌人，所以，许多孩子每天发几百条短信也就不足为奇了。

我父母那一辈人有书籍、收音机，最后有了电视。在过去漫长的日子里，邻里之间大多相互认识，人们经常去附近的朋友家做客，努力找些事情自娱自乐。

今天的人有许多娱乐项目，随时随地都能玩。纵观全球，很难发现哪个旅游胜地，没有太多的娱乐项目可选。人们需要的只是一些电池，还有内置芯片。无论是手机、笔记本电脑，还是电子阅读器，许多途径都能让我们即时消遣。想一想我们已经浪费了多少时间。

注意力分散与注意力集中：多任务处理的问题

多任务处理并不是什么新鲜事，人类的多任务处理模式已经有几千年历史了，我们对多任务处理的研究也超过了一个世纪。

这些研究是如何说明多任务处理在大脑中的运行机制的？加州大学圣地亚哥分校的哈罗德·帕什勒（Harold Pashler）曾在 1994 年发表一篇论文，他仔细查阅了 100 多年里关于多任务处理的心理学研究。从心理研究的范畴看，这个情况被称为双任务干扰。

我们经常在同一时间做两件事，而自己却全然不知。我们走在马路上，嘴里嚼着口香糖。我们在附近街道漫步，顺便和几个朋友聊天。如果这些是多任务处理，看起来也不是很困难。

我们可以把多任务处理看成简单又平常的事，但其实这很难说明双任务干扰的影响。帕什勒和其他许多学者几十年里所掌握的信息正好相反：同时做两件非常简单的事，真的会让人的行为变得糟糕。

哪怕是听见蜂鸣器的声音就按按钮这么简单的事情，在双任务干扰下也会产生显著变化。

最经典的实验是由特尔福德（Telford）在20世纪30年代初做的。他用一个蜂鸣器，让人们听见第二次蜂鸣声后要做出反应，蜂鸣声会依次出现。然后，他计算人们的反应时间。

实验结果发现，两次蜂鸣声之间的干扰声越大，人们对第二次蜂鸣声所做的反应就越慢；两次蜂鸣声的间隔越短，人们的反应也越慢。特尔福德及其同事把这种现象命名为心理不应期。

我们日夜都在提高对抗心理不应期的能力。是什么原因造成了心理不应期？通过多年的实验，人们发现大脑会有一些受阻状态。当人们从一个任务迁移至其他任务时，某种介质会导致整个进程放缓。

大卫·梅耶（David Meyer）在2001年完成的实验，为心理不应期产生的原因找到了一些线索。他的研究团队认为，人们必须先结束某个行动，哪怕是最简单的任务，然后才能开始实施下一个行动。

首先，大脑的一些区域必须进行"目标转化"。这意味着身体必须先打开大脑的某个区域，再关闭另一个区域，然后才能关注下一项内容，进而迈出下一步，开始处理第二个任务。

接着大脑必须执行一项叫作"规则激活"的程序。大脑先计算概率、安排活动顺序，然后才开始实施下一个行动。如果我边走边嚼口香糖，大脑必须读取整个过程的多项规则，然后决定必须开启哪几块大脑皮质，才能保证咀嚼肌肉正常运行，而同时又保证身体能顺利移动。如果我边走边嚼口香糖，还要跟别人聊天，此时大脑需要突然设定一套新的转化目标进行转化，并搭配新的规则。

我们之所以感觉做这一切很轻松自如、自然而然，是因为大脑处理了许多复杂的程序。人们认为，大部分多任务处理的活动发生在前额叶皮质。据说，前额叶皮质的作用是辅助大脑的执行功能，而大脑又被视为身体的指挥器官。

当然，实际情况比上述要复杂得多。前额叶皮质必须持续与额叶皮层保持沟通。在额叶皮层区域，许多肌肉动作都与人体有意识的长期目标相互协调。例如，我们步行的原因是我们想去餐厅吃比萨。大脑其他较为"安静"的部分，比如小脑，也发挥着复杂的作用。如果我们要做一些非常复杂的事情，比如和朋友一起走到商场，许多大脑系统必须协同配合，同时工作。

而且，无论我们要做多少个任务，大部分任务都是一个接一个按顺序完成的。麻省理工学院的厄尔·米勒（Earl Miller）发现，即使是多任务处理型的人，在同一时间（时段）也只能关注一件事，最多两件。

行走是一项非常重要的肢体活动，而且我们为了行走已经进化了几百万年。所以，当人们试图把几个动作结合起来，而且这些动作并非如行走一样常规又自如时，可以想象会发生什么。当大卫·梅耶要求他的学生从数学任务转向写作任务时，他们整体的表现都有所下降，而且是大幅下降。任务对个人的要求越高，其结果就越差。

如果观察一下在实际工作场合进行的研究，其结果甚至更差。加州大学欧文分校的格洛丽亚·马克（Gloria Mark）所进行的研究表明，当今的职场人士专注一项任务的时间大多只有 11 ～ 12 分钟，然后就会被打断或者自己停下来。他们通常需要花费超过 22 ～ 24 分钟的时间先处理完一些特殊事务，才能回到原来的工作任务。

即使我们喜欢多任务处理，但这也意味着我们能完成的工作变得更少。现如今，多任务处理有时候将是致命的，尤其当我们在进行机械化运输时。我想起 2008 年洛杉矶的货车司机在巨大事故中丧命的事。司机在开车过程中发短信，或者在行车途中打电话，事故发生率会增加四倍。多任务处理会令事情变得非常糟糕。一边发短信一边开车就有可能引发一场大灾难。

更奇怪的是，最近的研究表明，比起那些没有进行多任务处理的人，进行多任务处理的人实际上情况会更加糟糕。斯坦福大学的克利福德·纳斯（Clifford Nass）与其他研究员在 2009 年的研究报告中指出，在实验过程中，不常进行多任务处理的人的表现比经常进行多任务处理的人要好。有趣的是，那些不常进行多任务处理的人总认为自己做得不好，而那些经常进行多任务处理的人却总是觉得自己做得不错！

尽管有证据表明，人们对多任务处理及其产生的失误都能给予较大的宽容，但许多州已经通过法律禁止开车时使用手机通话。而我所在的佛罗里达州并非如此。佛罗里达州只有几个郡已经禁止开车时使用手机。也许我们被多任务处理的娱乐性吸引和诱惑，而没有注意到其会带来的后果，也没有认识到应该有效地遏制它，即按顺序一个一个地完成任务。

心流

米哈里·契克森米哈赖并非家喻户晓的名字，但是这位昔日芝加哥大学教授的影响却比我们所知道的更大。积极心理学运动就是从他的成果中发展起来的，尤其是在他将积极心理学与认知疗法做了交叉融合之后。

契克森米哈赖对意识的理解以及我们如何自娱自乐，有着深入且广泛的认识。为了研究最佳体验，他归纳出了现在被称为"心流"（flow）的心理现象。

当你处于心流状态时你非常投入于自己的行动，甚至忘了自己。时间飞逝，或者失去了意义。你做的所有事，想的所有事，还有你的行动，占据了你整个身心。

非常希望（好吧，是无比希望）你在读这本书的时候能进入心流的状态。当人们全情投入阅读的过程中时，他们是在与作者对话，查看其例证、创意，以及内心涌现的反例，还有个人反应与回忆。大部分人都能回忆起读一本好书时，会忘记时间，直到读完这本书。在故事结尾时甚至会感觉到异常兴奋，但又会因为无法继续下去而伤心难过。或许，最容易获得心流体验的是我们在运动的时候，比如打网球。心流体验大多与运动、舞蹈、唱歌，或者演奏乐器相关，但是在工作或者休息时，心流体验也能成为其中的一部分。对于我们所做的大部分事情来说，进入心流状态能提高趣味性与创造的可能性。

心流体验非常美妙，要想进入心流状态，我们需要安排好几件事：

- 有一个目标。
- 有一项挑战。
- 拥有适应环境的技能。
- 获得反馈，能测试并改善该技能。

进入心流状态，并非一定只是指产出高。当你跳舞的时候，一开始或许关心的只是步伐。但一直跳下去，你会开始感受音乐的律动以及舞伴的动作。此时，你的双脚开始变得更轻盈，步子更准、更快，身体也会慢慢热起来。当全身心进入心流状态以后，你通常察觉不到时间的流逝，而且会因时间的飞逝而惊讶无比。在这样的活动之后，你通常能产生强烈的愉悦感。

在对不同的休息活动进行对照研究之后，契克森米哈赖发现了一个有趣的分离现象：在工作岗位上，人们会有那种频繁且持久的心流体验。但是当他们回家只做一些类似看电视这样的休息活动时，他们很少能感受到心流体验，甚至没有产生愉悦感。然而，许多人表示他们恨不得马上下班，然后回家做自己"喜欢"的事，比如看电视。社会心理学家索尼娅·柳博米尔斯基（Sonia Lyubomirsky）的实验结果也印证了上述现象。柳博米尔斯基声称，影响人们幸福感的最大因素，并非个人的人际关系，而是工作质量。人们在工作中的愉悦感，以及在工作中获得的满足感，又与其在工作中所拥有的自主权与控制权相关。

契克森米哈赖以及许多冥想爱好者都认为，尽管我们生活在无法改变的环境中，但我们对自己的意识和思维方式还是有相当大的控制权的。这一信念所导致的必然结果是，再无趣的工作也可能会有心流的体验。

工作中的心流

这些年我已经接诊了许多退休工人，他们很少有痛恨自己工作的，反而有出乎意料多的人认为自己的工作还不错。他们很享受与同事之间的相处，作为大型企业中的一分子，他们觉得很愉快。无论生产的是汽车还是洗衣机，他们很愿意通过自己的双手制造出大家喜欢也需要的机器与产品。

有些人还告诉我，他们曾经在工作中感受到无限快乐。这些故事的主题通常大同小异：把工作任务转变为某种游戏。

一个铆钉工每天要依圆形图案安装数量相同的铆钉，一天大概装几百个。为了让工作更有趣，他会先逆时针安装铆钉，然后顺时针安装，而且，他经常跟着脑海中的音乐节拍安装铆钉。有时候，他会试着加快速度完成这些不断重复的工作，利用节省下来的时间，让自己更有音乐感地去完成下一个任务。许多临床医生和研究者都曾见过并记录过类似的情况。

与许多医生一样，我讨厌处理文件。我的办公室助理已经尽其所能帮我完成许多文书工作了，但是有些事情还是必须我自己做，比如填一大堆表格。

我试着把最令人抓狂的保险文件，拖延到生物钟的"死亡"时间段做，比如下午中段，因为那时我的大脑会自然放慢速度。虽然我的办公室没有收音机，但是我经常跟着脑海中的音乐工作。这也让我对自己整体的情绪有更好的了解。

如果我听见脑海中演奏着莫扎特的作品，证明它运行得还不错。

我经常要审阅自己的报告。理论上说，这只是一个校对的过程。然而，所有的医学表格都有可能成为危机四伏的法律雷区。我 10 年前写的东西，很可能在一个离婚案件中又被翻出来，或者被用于阻止某人获得残疾保险的理赔，以及被用于纠缠不休的医疗事故处理中。我是否曾提到过，那种治疗嗜睡症的兴奋剂可能产生 46 种副作用？

当我试图寻找出所有可能爆雷的因素时，我想到了心流。我的目标是什么？我一般喜欢尽快完成这些文书工作。我面对的挑战是什么？我要有策略地表达需要传递的信息，还要确保不会因为说得太多而泄露隐私。这需要哪些技巧？我需要足够的医疗知识，还要设想在难以预测的未来，这些记录有可能被闻所未闻的别有用心的人挪为他用。我很快就想到了以前经历过的保险公司与律师的"掠夺"行为。

一瞬间，无趣的任务变得不再令人厌烦了。这个男患者的服药史需要备注一下，但备注的内容不能影响他的职业生涯。另一个病人的医疗记录非常复杂，但是我应该有办法避免使用晦涩难懂的医学速记法，把全部内容都整理记录下来，提炼出主要的事实。有时出人意料，我所写的东西竟然能从其他医生那里得到反馈。而且，我通常一次就把大部分的图表笔记都做成口述报告。在检查这些口述报告的过程中，我有很多次机会可以将不明确的、混乱不清的医学专业短语修改为更接近于英语日常的语句。

当你在处理自己无聊的工作时，要记住提高技能的必要性，以及这个工作的重要性。不要忘了，大部分工作在一定程度上都具有挑战性。如果你是一名客服代表，你需要学会如何与心情愉悦、言语恶毒、精神错乱或介于其中两者之间的人打交道。你已经掌握了大量技能，这些技能都能灵活运用于家庭与社会生活中。如果你的主管要求你缩短通话时间，你可以问问同事，他们说了哪些短语能以最快的速度抓住重点，快速解决客户的问题。因为这个过程涉及目标、挑战、技能、反馈，所以获得心流意味着你要不断学习，不断改善，调整下一步工作的内容。这也算是一种对大脑工作方式的总结。

休息中的心流

相信你已经猜到了，休息也需要一些技巧，包括目标、挑战和反馈。当你在休息时，你也要学习并调整这些技巧。休息技巧提供了许多途径，能让你处于心流的状态。

通过阅读本书，你已经学习了许多休息技巧。想想你学的第一个躯体休息技巧——深呼吸。深呼吸做得越多，就越容易掌握要领。你的呼吸会变得更深沉、更有规律，你放松的感受会更强烈，放松的范围也会更大。

心灵休息与精神休息的技巧都注重进入心流状态，而且越练越娴熟。当你刚开始做自我催眠时，你可能会感觉很困难甚至很奇怪，但是这个过程可以迅速对你的身体产生诱导作用，让你在几秒钟内放松地专注于自己，而且你随时随地都能做。只要做得多，关注自己的双眼会变得更容易，完成得更快速，也能感受到更多乐趣。当你在不同的情境下思考本真并在时空中穿梭，同时又在寻找更本质的目标时，你更容易感到兴致盎然。

所有这些各具特色的休息技巧，都能变成体验心流的途径，而且经过不断练习会变得越来越得心应手。你的目标或许包括创造一种内在的休息与放松感，同时让身心也能获得休息。比较具有挑战性的是，你要在各种不同的场合运用这些休息技巧，还要让运用的过程变得更轻松快捷，同时让自己能感受到更强烈的愉悦感。这些能力都可以通过练习休息技巧而获得。当学会随时随地让自己放松之后，就能体验到内心的成就感。

能熟练运用不同的休息技巧之后，你会发现自己的思绪再也不会凌乱。即使犯人也可以在牢房中冥想，因为生活中大部分的美好活动在牢房中都是被禁止的。你可以在阳光灿烂的春日草地上做一次心灵休息，也可以在公交车穿过肮脏昏暗的城区街区时做。在这个过程中，你会注意到身边各种自然现象的改变，以及心流的转变。在最糟糕的工作日，可以做一次深呼吸，或者实施一次大屏幕技巧。这个过程能让你产生新的观点，并且促使你把需要完成的事安排好。心流体验需要目标、挑战、技能与反馈，它几乎存在于你做的每一件事中，也几乎存在于你目光所及的任何地方。如果在下一个小时、下一天、下个月，能把所有的技巧都加以综合运用，你就会运用得越来越熟练，实施效果也会越来越好。

有序的心流

关于双任务干扰影响的科学文献解释说，那些习惯性的、能明确定义且实施熟练的任务，相互之间不会产生可怕的干扰。因此，你可以边走边聊天，边阅读边嚼口香糖。然而大多数时候，同时做两件事不但会导致结果不理想，也会减少任务处理过程中的愉悦感。

但是上述规律也有例外。有一种促进因素一旦出现，就能增强人的表现能力以及愉悦感。这个促进因素就是音乐。音乐的积极影响非常常见，现在也被用于医学领域。将音乐疗法与调节昼夜节律的疗法相结合，能治疗抑郁症和焦虑症。

生命是富有节律性的，而音乐性又是人类与生俱有的。要使每一天都充满音乐性，就需要把每一天都划分出清晰的节奏。

给每天的生活划分出节奏的一个方法是指定先后顺序。为了避免陷入多任务处理的陷阱，也为了避免影响个人行为表现，进而产生如泰山压顶般压力，你需要认真细致地策划行动的步骤。

如果你正在安排今天的首要任务，可以试着把它划分成几个易执行的小任务。科学就是解决问题的艺术。任务顺序的艺术性体现在：一次只做一个任务，每天完成多个任务。这个过程也有助于获得心流体验。

比如，你今天的首要任务是写一份报告，然后向领导汇报。如果你知道这份报告至少要花30分钟完成，试试让自己在这30分钟内不受任何干扰，不看电子邮件。如果你有自己的办公室，把门关上。手机关机，把固定电话线也拔掉。

根据格洛丽亚·马克（Gloria Mark）所展示的实验结果，中断工作过程会严重影响人的行为表现。然而，在许多工作场合中，人们总是会因为某些原因中断工作。因此，可以尝试把一份报告分为几个小片段逐个书写完成。每个片段都要小到如果被迫中断，事后依然能回到最重要的部分继续写下去，而不至于耽误太多工作进度，也不至于丢失刚刚想到的绝妙思路。

为了能把一份报告划分成几个部分，需要先把报告的纲要写出来。这份纲要只是为了把一些思路与行动的顺序勾勒出来。

当开始着手工作时，把一天的工作顺序安排好（在工作中休息技巧1）。试着找出平日工作效率最佳的时段，然后把需要更多创意的任务安排到这个时段。

一般来说，当你感觉精神抖擞的时候，处理需要创意与想象的任务时表现也最好。除非你是云雀型或者猫头鹰型的，大部分人产生创意的时间是在上午的中后段，或者下午后段至晚间早段。当然，也有一部分人在开始工作的第一个小时最容易产生创意。

在大部分岗位中，人们高度集中注意力的时间能持续 2～3 小时罕见，所以你要考虑到这一点。你可以在一日之始构想当日安排（在工作中休息技巧 1）时，或者在早上开家庭会议（在家休息技巧 1）时，就统筹安排好当日的休息时间。在可能的情况下，交替进行工作与休息。你可以利用其中简单且基本的节奏，并按照自己生物钟的节律，让工作与生活稳步进行。

如果你能把自己的一天安排出一个高质量的行动顺序，就能更轻松地将工作进行下去，而且还能执行工作中要求的多任务处理。要想把多任务处理好，就要先把任务顺序安排好。休息也是需要安排的内容的一部分，你需要在一天中安排实施不同的休息技巧，让自己随时恢复精力，并且时刻保证自己处于精神饱满、轻松愉悦的状态。随着时间的推移，以及你对这些技能的运用愈加娴熟，你就会发现每种休息技巧都能在体内产生各具特色的节律。这些律动感就好像音乐一样，为你的工作带来新的形式与节律。

厌烦的事或许像一个敌人，但倘若你能在放松的状态下专心致志，并且沉浸地投入正在做的事情中，还能经得起外部干扰，它就能变成你的朋友。你应当把工作安排得井然有序，有节奏感与音韵感，让自己处于心流状态。

小结

多任务处理可以像开车兜风一样愉快，但是它通常会导致工作表现不佳，让人产生挫败感。这我们无法解决——大脑天生一次只擅长做一件事。然而，利用心流的概念，把任务分出先后顺序，一个接一个安排好，我们就能完成当日的大部分工作，而且在工作的过程中也能感到愉快，还能在工作间隙充分休息，恢复精力。心流涉及目标、挑战、已掌握的技能，以及通过反馈改进技能。有序的心流能让无趣的工作日也变得富有节奏感、韵律感，工作更加高效。

我们的目标是一次做好一件事，给每个活动都安排好先后顺序。通过计划与反馈，我们就能每天越来越容易地获得心流体验。

第十章 "我必须做的事"

厘清各种需求，只做重要的事

当我们知道如何真正休息之后，就能做到事半功倍。然而，许多人却总告诉我他们不能休息，他们没时间——不只是没时间休息，也没时间做所有的事。

生活应该是富有节律与韵律感的。你应当安排时间活动与休息，也要安排时间平衡工作与社会关系。

但是，首先你得有时间。为了管理好时间，你必须先知道你是怎么使用时间的，时间又花到哪里去了。更重要的是，你要重新安排时间去做对自己最有意义的事，以及真正能带给自己愉悦感的事。要实现这一点，你就必须忽视一些需求，重点关注那些真正重要的事。

本章你将学习一些简单有效的时间管理技巧，以及这些技巧的实施方法。然而，本书中的时间计算方式与其他介绍时间管理的书籍大为不同。我们的目标不是将收入最大化，尽管这可能会发生，而是将内在的平衡与健康状态最优化。我们要提高自己的行动效率去做想做的事，为自己的生活创造一个较清晰的聚焦点与节奏感，享受生活的回报。

你应该把时间花在自己关心的事情上，把它做好。让我们来快速分析一下效率与效能之间的区别。

时间管理与 80-20 法则

当我还在纽约市贝尔维尤医院做住院医生的时候，我第一次听说 80-20 法则——80% 的员工只做了 20% 的事。这个法则似乎与我的工作经验完全契合。

那个时候，纽约市政府已经破产。这座城市最终还是需要联邦政府的资助，联邦政府完全接管了健康与医疗公司。但是，在地方政府的医院工作多年之后，比如贝尔维尤医院，人们会习惯于期待着发生一些意料之外的事，因为大家真的不知道后面会发生什么事。可能突然有个人进来，带着把手枪，开始在急诊室扫射。也可能发现你正会诊的病人，曾经在亚利桑那州一家州立医院做了十年的住院医生，然后某一天他坐上一辆巴士，只拿了一个三明治和一张去纽约的车票，别人告诉他在抵达纽约以后，找个纽约市的警察，警察会把他送到贝尔维尤医院。

当急诊室的状况变得匪夷所思，而且你真的需要援助时，很快就能搞清楚自己应该去哪里。大部分行政管理人员在需要采取行动的时候就找不到他们，要不就是在没完没了地开会，不在办公室里，要不干脆就没来。夜班时更是难得一见他们的身影。我们很快发现，有一位马图拉 (Mathura) 先生能指望得上，他能感受到我们的愤怒，然后撸起袖子试着推动整个系统重新运作起来。

内科病房里的情况也大同小异。许多护士和职员都算着时间工作，他们天天算着自己还有多久退休，表面上看起来都在勤勤恳恳地工作。而那些爱操心的人，却往往做完自己的事以后，连同事的工作也一起做了。我就是在那个时候知道了 80-20 法则，而且日复一日地看着这种 80-20 现象发生。

在后来的几年里，我才知道原来 80-20 现象已经存在很长时间了。这个法则的部分内容来源于社会哲学家与经济学家维尔弗雷多·帕累托（Vilfredo Pareto）在 20 世纪初所完成的研究。帕累托指出，根据经济学的研究结果，大多数情况下 20% 的投资创造了 80% 的收益。遵循简单的数学公式计算后，比率会有些许差异，有时能达到 90-10，或者 75-25，但有一点很清晰，你的一小部分努力与时间产生了大部分想要的结果。

蒂莫西·费里斯（Timothy Ferris）在其畅销的《每周工作四小时》(Four-Hour Work Week) 一书中推广了帕累托公式，后被称为"帕累托最适（Pareto

Optimum)"。这也是费里斯计划的一部分,他希望人们能把大部分工作任务外包出去,以实现做工作所花费的时间越来越少的目标。我们的目标是加入"新贵"的行列,这个群体能自主决定采用哪些积极的休息方式与工作方式,来掌控自己的生活。

费里斯的书中提供了许多实用的技巧,他还把帕累托的研究成果纳入时常被人忽视的定律——帕金森定律中。20 世纪 50 年代,诺斯古德·帕金森(Northcote Parkinson)发表了犀利的评论:活动,特别是工作性质的活动,无论分配多少时间都会用尽。如果你有四天的时间写报告,而最后发现这份报告把四天的时间都占用了,无须大惊小怪。

帕金森 - 帕累托最适的结合,引发出两个无法辩驳的事实。第一,短期内有方向性地投入精力,通常能做完大部分工作;第二,只要有机会,人们就会利用手头任何一个工作任务填满所有的空余时间。难怪当结束一天的工作后,人们经常发现自己看电视的时候,会一个节目接一个节目地看。除非他们当时有明确的目标想要完成某事,并且有清晰的计划去实现目标,他们才会停止看电视。

然而,帕金森 - 帕累托最适大多应用于经济学研究中,因为经济学有清晰的财务计量指标。这些经济学的研究结果也很容易得出结论:无论是否赚钱,你都要在三小时内完成销售,否则注定失败。帕金森 - 帕累托最适更好的用途是,研究难以量化的领域——爱与工作。

爱与工作

当弗洛伊德被问及生命中最重要的两件事是什么时,他给了一个简明扼要的答案:爱与工作。我十分赞同他的观点。

当然,这里定义的爱比浪漫爱情的范畴更广泛。爱涉及生命中所有的社会关系。一般情况下,重要的关系有父母、兄弟姐妹、配偶、孩子、朋友及相识的人。然而,还有许多其他种类的社会关系。有些人觉得,自己与宠物之间的关系比和亲戚的关系更亲近;另一部分人觉得他们和自然的关系,与他们的社会关系同等重要。

同理,除了拿到工资的活动是工作,某些没有报酬的活动也是工作。工作也涉及社会关系——个人与社会的关系，以及思想之间的关系。一个母亲或者父亲，他们在家里辅导孩子学习是一种工作；一位少年棒球联盟的教练训练他的团队，或者一位高管指导一个年轻企业家也是工作。

当人们能理解爱与工作涉及许多不同种类的社会关系时，爱与工作之间的区别就会突然变得比我们以往认为的更模糊。真正能将二者合而为一，并值得以帕金森-帕累托公式进行量化计算的原因是二者所体现的对个人的意义。什么是生命中真正重要的东西？

我想到我的一位亲戚，他是个和蔼可亲的人，已经行医35年，经历了很多起死回生的事。当我在撰写本章时，他正在医治他的两位患病同事。其中一位同事已经65岁，身患癌症，而且癌细胞已经转移至脑部；而另一位70岁，身患淋巴瘤。他们在化疗期间依然在行医救人。

这二位都可以放弃工作，对他们来说，钱并不是最重要的，他们就是喜欢这份工作。他们喜欢当医生——直到累垮为止。此外，他们也曾表示，不再过多考虑个人得失，而且极度怀念他们与病人之间建立的关系。在他们的意识中，爱与工作已经融为一体。

能以这种方式生活，上述二位男士是非常幸运的。有些人认为工作意味着自己最终不得不成为金钱的奴隶。如果他们中了彩票，或者家里的亲戚给他们留下一笔可观的遗产，他们会毫不犹豫地立刻辞职。另一些人则更看重自己的闲暇时间，他们认为看电视或玩电子娱乐产品是他们日常生活中想要的高峰体验。

我在第九章曾提及，当人们在工作中，并对其工作进行评估时，会出现不同的情况。契克森米哈赖发现，当人们迫不及待地想离开工作岗位去休息时，往往对所做的事都不感兴趣，也没有归属感，但是有些人却能在工作中有心流的体验。相比休闲活动，许多人虽然抱怨工作，其实他们比自己嘴上说的更喜欢工作。

社会期望改变了我们的想法，我们受到这些期望的影响也改变了我们的行为。对于大部分人来说，那些拥有大量金钱的人就是成功人士，他们可以随时随地去体验任何他们喜欢的休闲活动。然而，我治疗过一些提前退休住在阳光明媚的佛罗里达州的富商，我在他们身上发现，拥有无限时间去享受休闲活动并不能让他们产生幸福感，或者找到生活的意义。他们当中许多人意识到，生活的意义、目标，以及社会关系比他们的金钱更重要。我们来做一个简单测试，就能明白帕累托和帕金森所说的话。

下面列出一个典型工作日的 24 小时。对于我们大多数人来说，这样的日子一般是周一到周五，而非周末的时间。

请将你的日常活动记录下来，写清楚工作日的每个小时都在做什么。给每个小时都做一次评分，分数为 1 到 10 分。然后，分析一下日常活动对你产生了哪些意义，自己是否乐在其中。

对于意义，列举 10 个你为自己感到骄傲以及为人生目标感到自豪的时刻，然后做一个排序；对于愉悦感，列举 10 个生命中的高峰体验，你感觉到自己从未如此快乐。对于意义，列举 1 到 2 个无聊时期，你觉得无比羞愧；对于愉悦感，也列举几个感到没有意思、郁郁寡欢的时刻。

工作日

时间	活动	意义（1～10）	愉悦感（1～10）
晚上 12:00—1:00			
凌晨 1:00—2:00			
凌晨 2:00—3:00			
凌晨 3:00—4:00			
凌晨 4:00—5:00			
凌晨 5:00—6:00			
早上 6:00—7:00			
早上 7:00—8:00			
上午 8:00—9:00			
上午 9:00—10:00			
上午 10:00—11:00			
上午 11:00—12:00			
12:00—下午 1:00			
下午 1:00—2:00			
下午 2:00—3:00			

续表

时间	活动	意义（1～10）	愉悦感（1～10）
下午 3:00—4:00			
下午 4:00—5:00			
下午 5:00—6:00			
晚上 6:00—7:00			
晚上 7:00—8:00			
晚上 8:00—9:00			
晚上 9:00—10:00			
晚上 10:00—11:00			
晚上 11:00—12:00			

当人们做这个测试的时候，受测人经常会指出他们每天睡 7～9 小时，该怎么填这个表呢？

很简单。你在本书中已经学习过，休息是为了恢复身体、精神、心理状态，我也知道有许多人会认为睡觉是他们最喜欢做的事情。

睡眠很有意义，或者说非常有意义。良好的睡眠对记忆的沉淀至关重要，这些记忆也许是我们一生所拥有的最珍贵的东西。要想学习好，睡眠不能少。如果要控制体重或改善情绪，也需要良好的睡眠。睡眠能让人产生放松感、舒适感、专注感。睡眠是很有意义的。

另一些人发现这个时间表有很大的局限性。他们说自己的工作变数太大，无法把所有内容都划分到每个小时里面。如果你也有类似的情况，可以把工作时间的单位划分至半小时一格，然后再逐项评估。

现在，再做一个同样的测试，还是写下每个小时的活动，但这次填写的是一个普通的非工作日。通常情况下，这些非工作日都在周末。

非工作日

时间	活动	意义（1～10）	愉悦感（1～10）
晚上 12:00—1:00			
凌晨 1:00—2:00			
凌晨 2:00—3:00			
凌晨 3:00—4:00			
凌晨 4:00—5:00			
凌晨 5:00—6:00			
早上 6:00—7:00			
早上 7:00—8:00			
上午 8:00—9:00			
上午 9:00—10:00			
上午 10:00—11:00			
上午 11:00—12:00			
12:00—下午 1:00			
下午 1:00—2:00			
下午 2:00—3:00			
下午 3:00—4:00			
下午 4:00—5:00			
下午 5:00—6:00			
晚上 6:00—7:00			
晚上 7:00—8:00			
晚上 8:00—9:00			
晚上 9:00—10:00			
晚上 10:00—11:00			
晚上 11:00—12:00			

现在，浏览一下这两张表。

在工作日所列举出的最有意义的两个小时里，你做了什么？

在非工作日中所列举出的最有意义的两个小时里，你做了什么？

在工作日的非睡眠时段，你在最没有意义的两个小时里，做了什么？

在非工作日的非睡眠时段，你在最没有意义的两个小时里，做了什么？

在工作日，你在自己认为最愉悦的时段，做了什么？

在非工作日，你在自己认为最不高兴的时段，做了什么？

检查一下自己的答案，然后思考几分钟。把自认为最有意义的活动写下来：

把最能让你乐在其中的活动写下来：

看看工作日的内容，最有意义的那 1 个小时是什么时候；然后，再看看最愉悦的那 1 个小时是什么时候。

如果这两个时间都是同一时刻，就太幸运了。如果不是，问问自己为什么。有意义的活动与让人产生愉悦感的活动是否存在区别？

现在重新审视一下，在最有意义且最使人愉悦的活动上，你实际用了多少时间？占工作日当天的 20%，还是更少？如果大于 20%，可以说你是个幸运儿。

在工作日运用帕金森 - 帕累托最适

现在，你可以试试把帕金森 - 帕累托最适应用于自己的实际生活中。找出那些最有意义也最能让你乐在其中的活动。然后，看看如何能将这些时间段延长。

针对那些非睡眠时期不喜欢参与的活动（仅针对非睡眠时期的活动。人们往往对睡眠抱有偏见，而导致无法满足身体的睡眠需求），可以采用帕金森定律。试着给这些活动分配最少的时间。

对写报告恨之入骨吗？讨厌做文书工作吗？可以将每周处理不喜欢的工作的时长减少 30 分钟。坚持一个月后，再看看是否依旧能较好地完成这些工作。继续减少这样的时间，直到不能再减少为止。你会惊奇地发现每周都多了几个小时的自主时间。把节省下来的时间中的大部分，用来进行主动休息。

遗憾的是，在有些工作场合，员工的自主权不多。老板要求员工把大部分时间用来工作，而员工觉得这些工作毫无意义，那也没办法。

在这样的情况下，你可以立即将心流概念应用于不喜欢的工作中。我的一位病人在邮政局工作。由于与上司的性格不合，她发现自己经常被安排在客服岗位上，但她其实更愿意开着车送邮件。

她很喜欢送邮件。她认为这样的工作对社会非常有用，而且她也能在工作过程中感受到生命的意义。

但是，她还是尽其所能让坐在办公桌前工作的日子，变得更有趣、更愉快、更富有意义。她在填写表格以及给包裹称重时，会跟客人聊天，并主动发现客人的实际需求，然后尽力满足客人的需求。她本性热情好客，因此在工作中也经常妙语连珠。她的工作态度使她创造出一些简单的社会联系，这也让她感觉到自己的工作更有意义，在工作时变得更愉快。

非工作日运用帕金森－帕累托最适

现在，研究一下你在非工作日填写的内容，看看在最有意义和最无聊的时段自己做了什么。

你是否将主要的时间用在有意义的活动中，或者，你的非工作日是否也符合标准的帕累托分布方式，即你将大部分时间都花在对自己并不重要的事情上？

用同样的方法计算一下，在感到最愉悦的活动中用了多少小时。这个活动是否经常会做，或者，当你认为有足够的时间去做这个活动时，你是否只分配了很少的时间，或者只是把它当成给予自己的一个奖励？

思考一下帕累托法则与帕金森定律，如何才能分配更多时间去做有意义的事与愉快的事？如何才能减少时间去做那些不喜欢的事？

完成这项测试的人，通常都会对结果表示惊讶。他们发现自己把周末的时间都花在接送孩子去各种游乐会，一个接一个的体育训练，或者无缝衔接的培训班。他们其实非常不愿意待在车里，可事实是他们真正陪伴孩子的时间比他们期待的要少得多。

我告诉他们，应该多花点时间和孩子共同玩乐，而不是自己一个人清理孩子的房间，为孩子默默付出。当然，也不要在饭后自己去洗盘子，可以把家里所有的人都叫来帮忙。

如果你的孩子同时参与了三个体育运动，先看看他们喜欢的程度，然后再决定把自己的"自由时间"是否浪费在车里等孩子下课。没有多少孩子长大以后会成为功成名就的职业运动员。和父母一起骑单车，或许能让他们感受到更多快乐。

还有一些人惊讶于自己浪费了那么多时间坐在电视机前面。许多人说自己喜欢看电视，却很少做自己认为有意义的事。我告诉他们要尝试一些不同的活动，比如叫朋友来一起读一本大家都想学的科目的书籍；我也告诉他们要多运用主动休息技巧，尤其是社会关联技巧，让自己过得更有意义，也更快乐。

生存、意义和愉悦感

有时候，日子过得着实艰难。为了支付各种账单与养家糊口，你已经耗费了大部分时间，而且自己也为此付出了全部努力。

当你觉得自己已经走投无路的时候，意义与愉悦感的作用才真正凸显出来。如果你每周工作 70 小时为了供一个负担不起的房子，如果还有其他选择，可以考虑换个住处。对居住豪宅（McMansion）的情况的研究发现，拥有 1000 平方米面积的人往往只在 100 平方米范围内度过绝大部分时间。这也是另一个帕累托最适的例子，只是这个例子应用的地方是空间而非时间。对于很多事，E.F. 舒马赫（E.F.Schumacher）的看法是正确的：小，或者再小一点儿，才能产生美。

还有一部分人因自己的原因，必须非常勤奋地工作。我时常听见移民家庭的家长说，他们希望自己的孩子能获得比他们更多的机会。即使他们根本不喜欢自己的工作，但是他们发现工作还是能带给他们很多意义。

有些决定是因人而异的。选择合适的计算方式，才是人们应该为自己做的事。幸运的是，有许多很实用的计算方法，可以让自己获得工作与生活的平衡。

心流与复杂性

重新分析一下，让自己感觉愉快又有意义的时间段，在这样的时刻，你能感受到强烈的心流体验，产生一种不断向前迈进并挑战自我的激情。

在能产生心流体验的活动中，你不只是全情投入并产生了兴奋感。当你设定目标、接受挑战、运用技能，并感受到自我改善时，你也改变了自己。

随着这种活动的增加，你会更容易对外界产生兴趣，生活也会变得更加丰富多彩。当你明白自己关心的是什么，为之付出更多时间，平衡了活动与休息之后，你就能获得更多心流体验，你对有意义的事与愉快的事所分配的精力也会越来越多。

当你对自己与他人产生更多兴趣时，就会发现自己知道的更多了，学到的也更多了。你不仅技能增加了，通过学习与实践，你还可以帮助更多的人。

你会变得更理性。因为通过不同的活动，你变得越来越好，更清楚自己喜欢什么，不喜欢什么。你也能发现自己擅长的事，知道自己真正关心的是什么。随着对自我的认知越发清晰，你更容易理解他人，也能明白他人的动机与忧虑。

心流活动越多，自我成长也会越快。你会发现自己在各个领域都极富创意，而这种感觉以前似乎没有过。现在即使处理最简单的小任务，你也能立即想出新的办法，工作也变得更高效。

虽然许多人认为自己从被动休息中也获得了好处，但是从长远角度看，这些被动休息并没有太多意义或愉悦感。随着人们学得越多，看得越多，理解的事情越多，对自己的改造也就越多。人们培养出新的能力，获得更多自信，能让自己更全面地欣赏这个世界，而后也会学习享受休息。

休息的本质

想办法增加自己爱与工作的能力，可以让你获得更优质的生命体验，在生活中也能获得更多平衡感。对生命来说，休息是至关重要的一项活动。休息有助于你生存，产生愉悦感，也有助于你发现自己活在这个世界上的意义。

休息的技能只要去实践就能不断得到提升。当你在主动休息时，运用不同的躯体休息、精神休息、社交休息、心灵休息技巧，你对平凡的世界会产生浓厚的兴趣。

心灵休息能迅速让你与生命的意义产生强大的内在联系；社交休息能让看似毫无意义的相遇产生一丝愉悦感与富足感；精神休息可以将你带离自我的牢笼，并且让你在简单琐碎的日子里找到片刻宁静与生活的意义。

小结

太多人把时间浪费在做自认为有必要，但是不喜欢的事情上。在本章中你学到了在日常生活中，如何找到有意义且能使自己产生愉悦感的事，以及如何投入更多时间去做这些事。你也知道了如何重新平衡爱与工作的关系，以及怎样利用主动休息技巧去获得内在的平衡。

生活要有意义，休息当然也至关重要。二者共同作用才能让自己的生活获得高度平衡。

第十一章 调节你的生活

给你的一天设定节律

我经常告诉人们，可以把自己的生活变得富有韵律感，他们总是说我在开玩笑。"我要保住工作，照顾孩子，给伴侣足够的关心，不然他就会离开我。我还要交房贷、交税，每个周日要去看我妈妈。我怎么可能让我的生活像音乐一样美妙？"

我总是听见这样的言论。我也听过一些人说自己不能休息，无法应用快速休息技巧，没有时间去实施那些休息技巧。而且，他们觉得自己根本没有机会把生活变得有节奏性，更何况富有韵律感。

让我来证明，你可以让生命充满韵律感，你需要做的就是行走。

音乐与节律

节奏的意义远不只是字面意义。认知神经学家丹尼尔·J. 莱维廷（Daniel J. Levitin）最初的职业是唱片制作人，后来他想弄清楚音乐会给人带来哪些生理影响。在他杰出的《脑中的音乐》（*This Is Your Brain on Music*）一书中，莱维廷解释了音乐的主要构成，其中一个就是节律。节律包括三个部分——节奏、速度、拍子。这三个部分究竟代表什么呢？

节奏是指音的长与短。

速度是指节拍的快与慢。

拍子是指节拍的强与弱。

现在，你可以用双脚体验一下节律的三个部分。找到一处适合人移动身体的地方，可以选择你阅读本书时座位前方的地毯。在地毯上以正常的步伐行走，注意自己步伐的大小。

步伐与我们行走的节奏相关。如果你和我一样是右撇子，走路也喜欢先迈右腿，你会发现和左腿相比，右腿行进时的步伐大小会与左腿略有不同。

我右腿的步子会迈得更大，而且一般来说，我右腿的步伐比左腿的步伐频率略快。可能有的人动作是完美对称的，而且两边的步伐频率也都一样。

现在，大步走一段路。再走一次，这次小步走。然后，以先大步走再小步走的顺序，交替走几次。

现在，你该知道什么是节奏了。节律还涉及更多行走的方式。

下面介绍节律的另一部分——速度。老样子，以正常的步伐行走一段时间。正常的行走步伐之间多少有些不同，其差异通常很微小，但每个人——你的哥哥和姐姐、你的父母、你的男朋友或者女朋友，都存在这样的行走差异。当我们外出与其他人一起行走时，我们通常会根据身边人的步伐速度调整自己的步伐速度。比如，和一位长者一起行走时，我们很可能会主动把速度降下来。这个速度就是我们的步速。

速度会对人体产生多种影响。它能影响我们行动的感觉，以及对情感的感知。一般来说，只要我们不是在逃离歹徒的伤害，我们也不是正好碰到失散多年、快记不得的初中同学，快速移动身体能让我们感觉更快乐一些。如果我们移动的速度比较慢，甚至比自然的行走步速还要慢，身体很可能会感觉疲惫，还有一丝丝忧郁感。速度能改变我们对生活的感受。我们所参与的几乎所有活动都有体内自发产生的速度——行动时的速度。

拍子也是需要特别强调的内容——哪个节拍比较强，哪个节拍比较弱。无论何时，我们的行走总是自然而然地产生强弱拍。从脚跟开始滚动，然后把脚前掌推到地面。紧接着，身体向上形成一个弱拍，在弱拍中脚掌随即从地面抬了起来。如果步伐比较快，你就会发现强拍变得更强了。尤其当行走时以主导足为主时，相比非主导足，主导足踩地的力度更大（90% 的人都是右撇子，但并不一定以右脚为主导足）。

再试试另一种行走方式，简单走走。感觉到强拍了，还是感觉不到？试试回到踏着音乐行走那一节（精神休息技巧3）。日常听的许多歌曲或者旋律，都是四拍节奏。四个拍子的第一拍是强拍，其他三拍是弱拍。

这就像莫里哀（Molière）的伟大戏剧作品《中产阶级绅士》（*Le Bourgeois Gentilhomme*）中的主角一样。资产阶级绅士得知自己说的是散文时，显得不知所措。同理，音乐是每日行动的一部分，而我们却总是视而不见。如果确实无法通过自己的脚步感受到节律的变化，可以听听某个认识的人的脚步，或者不认识的人的脚步。

还记得那些20世纪30年代的电影吗？男主角或女主角总是通过行凶者的行走方式来确定其身份。花点时间，听听你熟悉的某个人，比如你的父母或者孩子，听听他的脚步。即使闭上眼睛，也可以通过这个人行走的节奏、速度、拍子来判断他是谁；即使他开始跑起来，也能通过他跑步的节奏、速度、拍子来准确判断他是谁。

现在，你在绿树环绕的环境中闲庭信步，比如和朋友在花园里散步（社交休息技巧5），花点时间听听人们经过时的行走节奏。老年人总是拖着腿走；孩子一直在蹦蹦跳跳；优雅年轻女子，刚刚见到她心爱的人，脚步随之放缓；发现自己开会要迟到的生意人，脚步总是敏捷又利索。如果听得再仔细一些，你可能会发现大部分人都有符合自己性格特征的行走方式。他们走路时发出的声音，就像他们的音容笑貌一样，总是独一无二的。人类的生命总是充满着音乐性与节律，原因很简单，我们天生如此。

音乐、节律与大脑

古代的拉丁谚语说得很对——时间控制着生命。对于人类来说，时间是通过反映我们所处自然环境的节律来表达的。我们体内的生物钟也让我们得以完成躯体的生理任务，从生存到生育的全过程，并且都有一定的节律。

通过本书，你已了解了许多关于24小时的节律。这种节律对应着日月星辰的变化规律。对地面上的生物来说，24小时是最基本的生物节律。

但是，在我们的生活与躯体中，还存在着多种不同类型的其他节律。有些节律已深入人心。一年有节律，如有年度事件，类似国庆假期、周末以及交税期。季节也有节律，这也是东北部的居民总是会在冬季的几个月容易抑郁的原因。

那里的冬季阳光稀少，所以人们会在冬季迁移至加利福尼亚州或者佛罗里达州居住。有时人们会到南部地区过冬，发现南部的气候与生活方式让他们感觉比北方好太多了，于是就真的搬去那儿了（许多人不知道，其实是那儿的光线而非温暖的气候，使他们在冬季情绪得到很大改善）。每个月的节律变化，也内嵌在人体最基本的生理中，包括对人类至关重要的生育周期，没有这些周期我们将无法生存。排卵的时间与月亮的圆缺相符，然而，我们却用一个悲哀的非音乐性术语来命名排卵后的生命基本过程——月经。

其实，体内有许多内部节律在为我们的生命计时。生理学家发现，人体有60～90分钟的生理节律。对于某些人来说，这种60～90分钟的节律很容易让他们形成一种习惯，最终导致失眠情况的恶化。我的病人告诉我，他们会在夜间的固定时间醒来，之后每隔一小时就醒一次。夜间人应该一直处于睡眠状态，但他们已经习惯了，体内的每小时节律会把身体唤醒，他们夜间只要一睁眼就去看时间（拜托，试着不要让自己在夜里看时间，除非自己在醒来以后不再回去睡觉）。体内细胞之间有规律的信息交互，也是一种短时节律，包括不同激素对人体产生的几分钟到几小时的影响，以及神经细胞发射信号时持续几毫秒到几秒的影响。纽约大学的生理学家鲁道夫·利纳斯（Rodolfo Llinas）坚信，体内真正的"原始"节律，其实是由细胞组成的体内时钟控制的。这些时钟以每秒1200次的速度不停地报时。人体内的这些节律不仅创造了为我们所有行为计时的时钟，也可能确定了细胞之间的沟通方式。大部分的信息交流都发生在大脑中。

在能量与信息中生存

如果一名化学家打算在试管里制造生命，第一个要求是非常简单的：必须符合两个条件——有能量与可进行信息交流。能量可以源于含硫分子之间电子的相互作用。最近在南极洲冰层下方350米发现一种细菌，它们在没有空气、一片漆黑的环境中依然能存活。能量也可以源于阳光。阳光激活了植物中的叶绿素，叶绿素是一种与血红蛋白非常相似的分子。血红蛋白能将氧气带入人体细胞内，让人类得以生存。

但是，要利用能量获得生命，首先得获取信息。大量的信息都储存在体内"聪慧"的分子中，比如蛋白质与糖蛋白，或者储存于承载着基因信息的主导记忆的分子——RNA 与 DNA。我们可能会发现，DNA 不是制造生命所必需的全部。未来，可以像《侏罗纪公园》(Jurassic Park) 电影里再造古代物种那样，或者以科幻方式创造一些可能惊世骇俗的新生命。

对于生命的存续而言，信息必须以快速有效的方式从一个对象传递至另一个对象。这需要一个系统、独立的运行机制，以及一种或者多种交流信息的语言。DNA 所承载的基因密码就是一种运行机制，而大脑的神经连接也是如此。信息交互与可相互理解的交流过程是创造生命的必要条件。身体是如何传递信息的呢？在这个星球上，生物交流的最基本要素就是节律。节律是体内细胞交流并相互作用的重要组成部分。

弗朗西斯·克里克 (Francis Crick) 与詹姆斯·沃森 (James Watson) 共同发现了 DNA 的结构。他们一发现 DNA 的结构，就立即明白了配对的分子是如何创造并复制信息的。克里克是一位从事生物学工作的物理学家，他意识到信息对所有生命科学都是至关重要的。他提出的几个主要假说之一是，当神经细胞开始以每秒 40 赫兹的速度放电时，意识便产生了。

如果你观察过神经细胞放电，就会意识到这个过程的节律有多么奇妙。神经细胞通过传递信息进行交流。神经细胞放电或不放电，与计算机字节或摩斯电码中的点与破折号一样。在这些生理节律中，诞生了脊椎动物生理学、活跃的语言模式、不断发展的计算机科学，以及人类文明。这些神经细胞的节律创造了句子，同时产生了人的阅读能力。

大脑中大约有 1000 亿个神经细胞，每个神经细胞与其他神经细胞之间大概有 1 万个连接点。我们可以把每一个连接点想象成一个单词中的一个字母。英语由 26 个字母组成。神经细胞可能产生的交互信息数量接近无穷大。如果神经细胞以标准的生物物理学原理运行，它们可能会产生极其刺耳的嘈杂声。但是，事实并非如此。这些神经细胞产生了思想、语言与爱。如果能在实验室里听一下神经细胞交互信息的声音，你听不见任何噪声，你能听见的只是一些新的信息。现在，当你的眼睛扫过这一页时，数以万计的神经细胞将同时放电。当你的注意力集中在一个小点上时，有更多神经细胞在放电。

放电或不放电，同时放还是单个放，以某种模式放还是结合其他模式放——

大脑中的电子活动带着其自己的疯狂音乐。当你研究动物深度睡眠并观察神经细胞的放电模式时，你会发现神经细胞出现与白天相同的激活模式与失活模式，就好像重播电视节目一样。老鼠在日间学习如何通过迷宫，或者如何小心翼翼地爬向一块食物，它们的神经细胞在夜间会出现相同的放电与融合模式。在睡眠状态，这些神经激活与连接的模式，时弱时强交替出现，我们称这种结果为记忆。正是通过我们的神经细胞有节奏地放电并且产生生化变化，我们才得以学习和记忆。所以，我们能体验到愉悦感，绝非偶然。

心流与音乐

对于许多人来说，心流体验就是高峰体验。当人们沉浸于心流时，他们会感觉自己正全情投入，不会注意到任何身外之事，也不会留意或者关心时间的飞逝。所有的注意力都放在了当下——面对的挑战、技能的运用。当想要去辨别所做之事是否有效时，全情投入的感觉会当即有所改变。

对大多数人来说，典型的心流体验是玩游戏、打网球或者踢足球。打网球时，需要来回击球。发球后，球会产生飞驰的速度，接高球时拍子也会在空中画出漂亮的弧线。踢足球时，运动产生的心流体验充斥整个绿茵场。随着球员踢球运球，大家预判着球的走向，停步又起步，奔跑又侧滑，争球或者突然阻挡另一个球员……能以高强度、流畅且富有音乐性的节律参与活动，足以体现人们正在尽其所能。

同理，"沉浸其中"也可以用来描述全神贯注的音乐家、在手术过程中屏息凝神的神经外科医生，以及对自己舞台上的表现感到满意的演员。我们知道自己何时富有音乐性，何时又迟钝木讷。好在我们能通过将心流的理念付诸实践，并应用本书中介绍的休息技巧，让我们大部分的日子都变得丰富多彩。

有些心流活动，比如读一本好书，可能并不能立即让人体会到节律感。但是如果细想一下阅读的内容，或许就能明白语言在以特殊的模式呈现，并带有极强的节律感。比如莎士比亚或但丁等伟大作家，他们文字的节律如此明显又独特，我们甚至可以通过这些文字就能识别出作者。狄更斯作品的节律与海明威的截然不同，而人们在阅读这种带有节律的作品时的感受，不逊色于哼着喜好的歌曲时的感受。

通过本书，你已经学习了各种带有节律的休息方式，可能有些人尚未完全理解。进行深呼吸（躯体休息技巧 1）时，在吸气时数到 4，呼气时数到 8，这就是一种节律。在呼吸过程中，你也能感受到流动的空气穿过嘴唇与口腔，通过咽喉，进入气管，然后直至肺部的球形肺泡。这个过程很快也会变成一种放松的、带有节律的心流体验。

你甚至能将这种节律感延伸应用到做瑜伽山式（躯体休息技巧 2）深呼吸时。感受这种节奏——吸气数到 4，缓慢呼气数到 8，感受每一次呼吸的速度与频率。你还可以采取多种呼吸形式，如数得比较快，1-2-3-4，或者比较慢，1——2——3——4。慢速的呼吸或许会让你产生不同的感觉，有一种更放松的体验。当做瑜伽山式时，你可以感受体内的拍子，吸气时是强拍，呼气时是有控制且逐渐变弱的拍子。很快你就会发现，你在最简单的呼吸动作中，也会运用到音乐的节律。

一旦能以带有节律的方式呼吸，感受呼吸的节律贯穿全身，你就能理解节律是如何被应用于本书中所介绍的大部分休息技巧的。当与朋友在花园漫步时，你可以踏着音乐行走，而且以与对方同样的步调移动；当你在做自我催眠时，你可以随着呼吸的节奏加快或者放慢头脑的思绪，让思绪随着体内的音乐节奏流动；当你在运用心灵休息技巧时，也可以使用富有节律的方式。比如，在做时空穿梭（心灵休息技巧 1 和 2）时，你可以控制头脑中想象的画面以自己的节奏出现——快、飞速或缓慢，随心所欲。你可以将多种休息技巧组合使用或者逐个使用。按照自己的喜好把它们组合后，随着时间的推移，你会觉得更富有节律感了。

用音乐让生活变得富有音韵感

晶体管的发展改变了人类的生活。因为有了晶体管，现在人们可以进入太空并停留多日，计算机从一个车间大小变成几乎看不见的硅晶片大小。晶体管还把手机变成了功能强大的移动电脑。从卧室到车库、学校操场、公园、商场，现在你能随时随地听自己喜欢的音乐。

晶体管收音机现如今是小众产品。单从随身听的名字就能知道，音乐与移动可以形成有机结合。你无论是驾着帆船在太平洋上随波逐流，还是在北非酷热的沙漠上徒步穿越，苹果随身听及其各种类似产品，都能让你随身携带一座巨大的"音乐图书馆"。音乐，可以说所有的音乐，都能传遍世界，甚至能传到人难以到达的地方。

因为大脑是以节律运作的，人们喜欢在几乎所有的活动中都加入音乐元素也就不奇怪了。无论是在地铁站还是在跨越大洋的飞机上，许多人都不愿意将耳中的音乐暂停一会儿，他们当然也就不会去关注身边的其他旅客了。

你可以用音乐将日常活动设定为具有音韵感的模式，或者将音乐当成每日都会仔细聆听的东西。但是记住，千万不要一心二用。我小时候，一直被训练去听古典音乐，我发现复调音乐太有意思了，我非常认真地听着里面的乐段，其他什么都不想去做。当我们在开车，或者与同事畅谈时，总是情不自禁地去听容易让人分心的背景音乐，这会造成很大的问题。仔细聆听音乐能让人无比激动、兴奋不已，还能感受到无与伦比的愉悦，但也会带来不小的麻烦，而且会妨碍完成必要或重要任务的进度。我见过许多行人把耳朵塞得严严实实的，过马路时全然不顾高速驶来的车辆。于是，我看到这些人被车撞了，在马路上被拖得很远。我这辈子都忘不掉这样的画面。

器乐演奏与歌唱的音乐都是我们生命中的伟大创造，但是还是要合理地运用这些音乐。有些作家能沉浸于巴赫的乐曲而日出千文，有些作家却发现自己只要听到熟悉旋律的前三四个音符就会无可奈何地停下笔头。每个人都有自己运用音乐的方式，通常人们会根据每日的时间规划，用不同的背景音乐处理不同的事项。在大多数情况下，用音乐来给自己的任务设定工作速度是很有意思的，但请确保自己在安全的情况下聆听音乐。例如，你踏着音乐行走（精神休息技巧 3）的目的是走，带有律动感地移动身体，而且在移动时能感受到自己身体好的变化。但在专注于行走时产生音韵感时，也要确保能安全到达最终的目的地。音乐能为你的许多行动提供美妙的音韵，但你还是需要清醒地意识到，当下需要完成的任务是什么。

如果想真正做到积极休息，确保全神贯注是很重要的。你已学过的主动休息技巧都是目标导向的，而且在实现目标的过程中能让你非常放松，但思维更迅速机敏，也更活力四射、精神集中。音乐有非凡的能力改善我们的注意力，而且提高我们的专注力，因为音乐所拥有的节律与我们大脑工作时的节律非常相似。

因此，当需要短期冲刺以及长期待在室内与室外时，你可以按照自己的意愿使用音乐。你可以用苹果随身听、手机、电视或电脑，甚至在自己的脑海中听音乐。音乐也可以来自日常生活的节奏。

用 FAR 调整生活

若要分析音乐会有些复杂。音乐包括节奏、速度、拍子，还包括音高（声音的上升与下降）、音色（音质，同一个音符用小号演奏与用双簧管演奏产生的音质有差异）、旋律（音高的特殊组合，以大脑喜欢的模式有组织地上升与下降）、调性（在符合文化需求的情况下，大脑期待听到的音高）、和声（调性与旋律以合适的方式出现）。音乐还有其他更复杂的表现形式。幸运的是，音乐性是人类与生俱有的，仅通过节奏的运用就能使我们的生活充满音韵感。

生活最基本的节律是进食、活动与休息（FAR）。观察一下野生动物的日常生活作息，它们大部分第一任务是进食，其次是移动，最后是休息。当然也有例外情况。有些大型猫科动物，比如狮子或老虎，无须担心捕猎者（除了人类）。有时候它们的日常节律是进食、休息，然后移动。这一规律对家养的猫狗也是一样的。

但是，如果观察人类的小孩你就会发现，很明显人类的日常模式是进食、活动，然后休息。孩子是吃饭、玩耍，然后休息。他们也会按照一定的节奏移动——当几个小孩在一起时。

演奏一段音乐，孩子就会跟着摆动。他们不只是移动身躯，还会有自己的舞蹈步伐，而且当几个小孩子在一起时，他们会以同样的节奏移动。这种将音乐与行动相结合的形式，内嵌于人类大多数语言中。"节奏"这个词的原始含义是测量、运动及流动。正如奥利弗·萨克斯（Oliver Sacks）所述，英语将歌曲与舞蹈这两个词分开，但是许多方言通常用一个词来表示这两个词的意思。

坐在音乐厅的软椅上，听着受过专业训练的音乐家演奏，其实是现代生活中的一种反常现象。在大多数非工业化社会中，几乎所有人都能唱歌跳舞，而且大多数人都觉得这是理所应当的。虽然我们现在有工作台与办公桌，电视与显示器，汽车与火车，但是我们的身体不是用来坐着一动不动的。我们的身体是为移动而创造的，而且要以富有音韵感的方式移动。

按照 FAR 的方式生活有许多优点，下面概述其中几个优点。

1.FAR 很容易形成一种固定记忆。你只需要记住三个字母及其代表的含义：进食（F）、活动（A）、休息（R）。

2. 运用 FAR 有助于控制体重。我们大部分人从小就被教育要坐着慢慢消化所吃的饭菜。如果你像大萧条时期的人一样，无法摄取到足够的热量，这是个不错的建议。对于在饥饿线上挣扎的人来说，这个建议尤其实用。但是对于现代人来说，这个建议着实不佳。我们每日吃下能生产 4000 卡路里热量的食物，而实际上我们只需要 2000 ～ 2300 卡路里就能生存并保证健康。

我们的食物，尤其是标准的美国饮食中富含淀粉、脂肪和糖的快餐食品与加工食品，能快速被消化。然而，人体有 900 厘米长的肠道是有原因的。我们在进化过程中食用的大部分食物都是富含纤维的，难以被消化。狗只有 180 厘米的肠道，因为狗是食肉动物。给狗吃肉不会导致它们的动脉充满斑块。如果我们从孩童时期起就一直吃肥肉，我们很快就会比现在的中年人更早产生动脉粥样硬化。

不过，慢慢消化食物也有好处。富含纤维的食物，也就是我们在几百万年的进化中分类出的食物，需要大量的运动才能被消化。纤维植物中所含有的糖分，会被人体分解并缓慢吸收，因此，体内的葡萄糖水平才不会迅速上升。因为这个缘故，人体才不会经常出现胰岛素峰值。只要胰岛素峰值不经常出现，身体就不会在腹部储存过多的脂肪（我们都知道，多余的糖分肯定要去向某处）。腹部的脂肪，尤其是包裹着体内器官（内脏）的脂肪，现在被认为是主要的激素腺，能产生各种可能影响身体健康的有害物质。许多激素很可能就源于腹腔的内脏脂肪。而大量隐藏的内脏脂肪细胞的迅速增加，最终会导致更多斑块产生并堵塞动脉。

幸运的是，这种恶性循环可以通过一些简单的行动有效制止——饭后走一走。当人体在移动时，肠道或多或少会停止工作。血液会从内脏循环更多地奔向外部肌肉，给肌肉供应能量。

因此，当饭后走一走时，身体不会很快消化食物，甚至可能暂时关闭消化功能。身体也就不会达到很大的葡萄糖峰值。这样体内分泌胰岛素的细胞就不会负担过重。而这个过程控制不好就会导致糖尿病，以及其他严重的身体问题。没有巨大的胰岛素峰值，身体也就不会有这么多脂肪堆积在腹部。

换句话说，饭后走一走有助于大多数人减肥。根据我个人的经验，如果人们能在每餐饭后走一走或者散散步，他们通常会在 2～8 个月内减重 7 千克。腰围也有所减少。腰围本就是一个重要的健康指标，因为腰围比体重更便于判断人的健康状况。在阳光下活动，激活体内的高能量棕色脂肪，或许能减少腰围。

3. 运用 FAR 有助于防止胃食管反流。胃食管反流症（GRED）影响着数亿人的生活。胃酸会通过食管的下括约肌向上移动，攻击食管内层的嗜酸性粒细胞。随着时间的推移，肠道细胞的形态会改变，部分细胞会产生癌变。人患食道癌后生存概率非常低。

运用 FAR 模式能限制胃食管反流的进程，原理很简单——重力的作用。如果饭后站起来，重力有助于将食物推入胃肠道，也让酸性物质难以向上移动。

病人坐等着消化科医生去取内窥镜时，病人的肠道已经排空，医生要在他的肠道里寻找糜烂之处与肿瘤。如果不想这一切发生，饭后站起来走一走。这个过程能防止 50% 的 GRED，还有助于控制体重。

4. 运用 FAR 能改善情绪。阳光能重置体内的生物钟，还能改善免疫力，刺激杀菌细胞的产生，让人能更有效地对抗感染。阳光也能促进人体产生维生素 D。维生素 D 目前已成为被高度提倡使用的癌症预防剂。

阳光还能让人感到快乐。

25%～50% 的北美居民都认为在美国北部的冬季，无论是温度还是情绪都非常冰冷，我就是其中的一个。当我第一次搬到阳光地带居住时，我还是加州大学圣地亚哥分校的医学实习生。实习的时候，我几乎没有休息时间，但毫无疑问，我在冬季时心情变得更好了。在难得的空闲时间里，我会走到户外，看看阳光，或者只是待在窗户旁边。当我在得克萨斯大学休斯顿分校教学时，更是认同阳光能改变情绪这一观点。突然间，冬天变成了一年中最好的时光。此后，我大部分的时间都在阳光地带度过。

饭后走一走，哪怕是在威斯康星州的冬日，心情也可能得以改善。在多云的瑞士巴塞尔，让人们去户外散步，使得季节性抑郁症得到成功医治。即使在阴天，如果走到户外去，也可以改善心情。

体育活动同样能改善情绪。对于轻度或中度抑郁症患者，躯体活动，特别是散步有助于改善他们的情绪，其功效与服用抗抑郁药物一样。有些人甚至通过高强度有氧运动，从严重的抑郁症中康复。

5. 运用 FAR 能改善健康。饭后走一走是一种运动。任何能调动主要肌肉群的活动都是运动。

不信？在欧洲乳腺癌治疗试验中，降低患乳腺癌风险的最有效途径是做家务。家务活做得越多，罹患乳腺癌的风险就越低。

哈佛大学在 2007 年实施了一项研究，调查了波士顿的女佣人。她们的工作相同，工作方式也一致。实验将女佣人分成两组，一组被告知，她们每天所做的一切都挺好的，保持下去就行。另一组被告知，她们工作时是在锻炼身体，她们的运动量也符合公共卫生局颁布的健康指南中的要求。

结果如何？第二组成员说，她们的体重下降了，很多人都轻了好几千克。但对照组并非如此；第二组反馈说她们的胆固醇水平也显著降低了，这种情况在对照组中并未发生。仅仅让人意识到移动也是一种锻炼，就能改善人的生理健康指数。

多少活动时间为最佳？加拿大政府建议，每天活动90分钟。许多研究者认为，每天活动 60 分钟效果最佳。

所以，想象一下，每餐饭后散步10 ～ 15 分钟会有什么结果。你的腰围更细，体重更轻，血脂指标也更好。除了能降低患癌风险，很可能你的皮肤也变得更细滑。你要做的只是给日常生活增加一些节律。

6. 运用 FAR 能改善社会支持。没必要一个人吃饭。人类是非常社会化的动物。运用 FAR 可以为每一天建立一个进食、活动和休息的基本框架。相比独自吃饭，和某人一起吃饭会更有趣。和别人一起做运动，也往往更容易坚持——一起散步、遛弯、做家务、打扫庭院，或者只是简单地移动身躯。

运用 FAR 还能为社交休息创造有利条件。你可以和家人一起早上散步，唤醒大脑。当感受到阳光时，你会变得更机敏，情绪得到改善，体内生物钟得到重置。你可以与同事步行去吃午餐，了解他们及其家庭，加深与同事之间的关系，同时也能让自己的腰围变细。你还可以在晚饭后与家人散步，聊聊当天发生的事情，进行情感交流，或许还能顺便去接在外面玩耍的孩子。

7. 运用 FAR 能提升工作表现。目前的研究发现，饭后走一走，尤其是在下午，能增加人的敏锐性，意识更清醒，还能提高专注力。

对午餐时段活动效果的研究表明，人如果餐后活动 30 分钟，工作效率会显著提高，还有助于防止生物钟引起的麻木迟钝，这种状态多发生于下午早段至中段。

回想一下与同事在午餐时间散步的情景，这就是社交休息的多种方式之一。想想它可能为健康带来的好处。它不仅能增加大脑的血液流量，还能减少腰围，并提高敏锐度。你或许变得更有能力处理下午的工作，因为社交、午餐时的散步驱散了常见的疲劳与困倦。如果中午小睡一会儿不太可能的话，中午和同事散散步可以让你在余下的工作时间里更轻松自如。

8. 运用 FAR 让时间与条件的设定变得更容易，进而让你能更主动地休息。吃完饭就动起来，运动完就休息。

9. 运用 FAR 或许有助于你的生存。你已知 FAR 模式能通过各种方式帮助你改善生活，让你更长寿。

美国最长寿的人大多都是美国亚裔女性，生活在纽约这样的大城市。

根据克里斯托弗·穆雷（Christopher Murray）的研究，新泽西州博根郡近49 000 名亚裔美国妇女的平均预期寿命是 91.1 岁。在萨福克郡的一个更小的群体，其预期寿命是 95.6 岁。在美国出生的女儿比在其他国家出生的母亲能长寿5 年。

这些人怎么能活这么久？她们的饭菜富含各种营养。虽然她们并非马拉松运动员，也不经常去健身，但她们经常四处走动。和其他美国人不同，她们会走路去看朋友或者去杂货店。她们也会在房子或院子周围种些东西，做些事情。这些群体的社会关联度极高，而且日常的行为也非常有规律。

生活富有节律是有回报的。许多亚裔美国妇女在这些社区里一直在运用FAR——虽然她们不知道自己做的事是什么性质的。

目前，你已经了解了几十种不同类型的休息技巧。所有的技巧都能用于给自己提供一种专注与放松的状态，也能提高整体健康水平与身体机能。FAR 不仅能创造条件使你的生活更富有音韵感，它还将休息定义为生命中自然发生且极其必要的一部分。

调整你的生活——允许自己休息

休息就是恢复精力。没有休息，我们的细胞就不能重新组合，再次生长，也不能自我更新再造。细胞在何处更新再造，以及如何更新再造，是随我们行动的改变而改变的。

记住，思想即行动。当我们做任何事，无论是弯腰捡起一本书，还是尝试记住邻居女儿的名字，不同区域的脑细胞都会开始发电，建立连接，进而细胞之间进行交流互通。所有的过程都会留下记忆，有些是有意识的，有些是无意识的。当我们捡起一本书时，我们的双腿会给不同肌肉纤维与关节细胞施加压力，然后这些细胞需要修复并重建。我们的大脑会记住肌肉收缩时的感受，但我们的意识可能只记得弯腰时的轻微刺痛感。在当日余下的时间，以及睡眠过程中，这些记忆（有些在大脑中，大部分游散在各处）会逐渐渗出，逐步被转移、转化，然后产生新的体验。这些体验都默默地嵌入身体的信息网络中。所有的信息都被用来设置身体重建的过程，这种永无休止的过程让我们得以生存。

这一切都是在休息的过程中发生的。

为了活得更好，我们需要休息。我们需要被动的休息方式，比如睡眠。身体需要时间重建体内细胞。我们也需要本书中已经学过的主动休息，因为主动休息能让我们更机敏、更有效率。休息得越好，完成的任务就越多。休息好了，就能让自己活得更健康长寿。所以，你要认识到休息的重要作用，考虑以下建议。

1. 休息是生命所需。 你要允许自己有足够的时间与空间好好休息。

休息不是偷懒或者毫无用处的浪费时间，而是我们的健康与生存的基本要素。当你学习了高效休息之后，你就会发现有许多新的方法能将主动休息技巧融入日常生活中。

进食、活动、休息（FAR），它以一种简单的方法帮助你将日常活动的节奏与强大的体内生物钟的节奏协调一致。有时候休息也可以是被动的，比如夜间睡眠，但既然你现在了解了许多休息技巧，你就可以开始频繁地应用主动休息技巧。当你匆忙地穿行于通勤路上，奔跑至办公楼的电梯之后，可以在电梯里用山式站立，在休息躯体的同时整理思绪与想法。与同事一起吃过午饭，你能更神清气爽地回到办公桌前，还可以利用剩余的时间做个深呼吸，再专注于思考后面几个小时计划完成哪些工作，以及如何完成。如果下午中段感觉迟钝又乏力，抓住机会踏着音乐去同事的桌旁，向她请教如何解决一个棘手的问题。在那短暂的时刻，你能同时获得精神休息与社交休息，二者能让你恢复活力，还有助于你找寻到新的方法解决棘手的问题。

当发现身体需要休息时，你就要找到一个办法让自己休息。主动休息的技巧都是十分简易快捷的，通常当你觉得自己需要休息时，就能马上想到几个办法。

把休息当作一天工作事项的一部分，还有其他好处。

2. 休息富有音乐性。如果听到一首歌，你通常会先听到主歌，然后是副歌，然后再回到主歌。如果听钢琴协奏曲，你会先听到主题、变奏，然后重回到主题。

休息是人体内生物音乐的一部分。休息就好像钢琴协奏曲的主题再现部分。休息又好像我们第二次听一首歌的旋律时，出现的新和弦、新变化。

有了休息，身体才能不断更新。身体与大脑会观察我们刚刚做了什么，然后记住这个过程，再重新加工并重建所需的部分。当我们在踢足球，奔跑在绿茵场时，一个射门突然走偏，我们会立即停下来。我们在运动中不断移动，然后短暂休息，再以无缝衔接的方式立即回到运动状态，我们几乎意识不到这整个过程。但是，正如我们在踢球时经常停下一样，打网球的一分之争结束以后，我们会步行回到球场底线。我们日常生活的节奏变化之间总是有一些间隙的，休息就发生于许多这样的时间间隙中。我们的身体与意识在评估我们已经做了什么后，接下来就会花时间更新并重建我们的躯体。

主动休息的一个美妙之处在于，它是一种技能，就好像演奏乐器是一种技能一样。随着时间推移，这种技能会变得越来越高质高效。我们会成为更好的球员，能以更加令人愉悦的方式运用主动休息，让主动休息变得更轻松自如。

进食、活动、休息是以有节律的模式运行的，就像演奏音乐、玩耍，以及人们所喜爱的心流体验一样。食物是身体的燃料与原材料，但它也是一种信息。有时你所吃的东西会改变你的身体，这取决于你吃了什么。经常不吃早餐的人很难减肥。你摄取食物的顺序，会改变你身体的新陈代谢，增加或者减少患心脏病与癌症的风险。活动为你在休息期间更新身体创造了必要条件。把生活中各项活动像 FAR 一样融为一体，人体的日常基本运行就能像乐曲一样，先出现主题，然后是变奏，最后主题再现。这首乐曲演奏一遍之后，人体也就经历了一个完整的昼夜。这样的节律为你创造了踏实感与稳定感，让你的身体更容易运转、成长，享受活动的乐趣。

3. 休息能让自己与生物钟协调同步。无论你是否在工作，了解生物钟在做什么是非常值得的。你可以运用主动休息的技巧，重新调整你与生物钟的关系，让你在感到疲倦迟钝时，提高你的敏锐度与专注力，从而更好地完成任务。

你现在已经知道，从睡眠中苏醒时，大脑实际上处于冰冷状态。这时需要一段时间才能让自己清醒过来，然后才能有敏锐感与觉知感。此时，主动休息，比如在清晨日光下与配偶散步（一种结合社交休息与精神休息的技巧），有助于你的头脑与身体协调同步。

同理，在下午早段身体运行迟缓的时候，如果你没有在工作，想让自己慢下来，可以在条件允许的情况下通过运用比较安静的精神休息技巧，比如在时空中穿梭，或者用一些冥想技巧，比如思考本真，调整自己的状态。

但是，如果你感觉非常疲惫，又必须在紧迫的截止日期前完成工作，心灵休息技巧可能会有帮助，也可能毫无作用。在正常情况下，我们的敏锐水平在一天内会不断波动。在上午后段与夜间前段达到最高，到了下午早段至中段开始下降，晚上则最低。

当你感觉疲劳或者迟钝，想刺激一下自己时，类似自我催眠这样的能量提升法，可以让你恢复精力，变得更清醒，还能在几秒钟之内让你知道自己身处何地，想去何方，同时形成一个有效计划帮助你实现目标。如果知道下午有个繁重的工作任务，你可以采用社交休息的技巧给自己一个刺激，比如和同事步行吃午餐。在这种社交休息形式中，躯体运动以及自然光有助于提升你的身体与大脑的敏锐度。

不过，你常常太兴奋了。此时运用精神休息技巧，比如耳爆法或者专注于双眼，能让你的身体与思绪回归正常。

在世界各地，许多人都会感到兴奋异常，即使到了应该睡觉的时候也是如此。睡前仪式结合了躯体休息技巧，比如深呼吸、重力式及热浴，精神休息技巧，比如自我催眠，还有心灵休息技巧，比如冥想。这些技巧都能让你迅速调整自己的状态，准备好进入深度的睡眠，让你获得更好的身体恢复。

4. 运用自己喜欢的休息技巧。本书至此，已经介绍了超过30种快速简易的休息技巧。有些技巧比较容易学习，有些更适合你的身体和个性。

虽然把大部分技巧都试一次是非常值得的，但用自己真正喜欢的技巧才是最有意义的。许多人发现深呼吸很容易，时常觉得做起来很有趣，而且随时随地都能轻易运用。当人们做深呼吸时，自己会变得更好，然后会倾向于不断做下去。

心灵休息技巧并不适合每个人。有些人设想宏大辽阔的时空时异常困难，而有些人觉得思考本真需要有相当大的专注力。

那些经常运用社交休息技巧建立特殊关联的人，向我描述了他们以前从未拥有的归属感与人生意义，他们还产生了更大的集体目标感。当需要他人的建议与关心时，他们知道会有人给予建议，自己也会更有安全感。然而，晨间家庭会议可能对这个群体作用甚微。比如，单身人士通常喜欢简单、快速的社会关联，而且经常加以运用。

有些人特别喜欢自我催眠，但也有些人发现自己太紧张了，以至于无法熟练运用自我催眠。许多人都能做到关注自己的双眼，有些人觉得在公共场合实施耳爆法会有些尴尬。

不同的主动休息技巧就好像音乐一样，人们总是在一天的不同时间，以及生活的不同时刻喜欢不同类型的音乐。幸运的是，本书介绍的各种技巧都是易学易记的。就算已经几个月甚至几年没用过，也能随时重拾起来加以运用。

5. 尝试在一天内运用不同的休息技巧，最好能形成有规律的时间间隔。运用 FAR 是设定日常休息计划的一种方式。然而，工作、孩子、亲戚及紧急事件，都会打乱早已制订好的计划。

你要理解时间是生命的主宰，以及有规律的日常活动与休息，是地球上大部分最长寿群体的特征。能以规律的行为模式生活的人，也被认为是群体中能高效完成工作的人。为了最大限度地发挥休息技巧的作用，你需要经常有规律地运用这些休息技巧。

一个简单的经验法则：尝试每天将各种类型的技巧至少使用一个——躯体休息、精神休息、社交休息、心灵休息……将各种休息技巧结合在一起时效果最佳。运用 FAR 模式，能使各种休息技巧易于上手。它还能带来另一个好处，即让身体遵循体内生物钟的节奏。

当然，在忙碌的工作日，你很容易忘记休息。如果这样的情况发生，可以试着遵循另一个经验法则：尝试至少每2～3小时使用一个不同类型的休息技巧。

如果你正处于心流状态，比如正在读一本引人入胜的书，舍不得停下来，就很难去休息。但是，你的身体构造意味着，你不能在原地一动不动地待几个小时。我们的身体结构为运动而生，我们的身体结构需要休息。

积极休息的一个优势之处是不需要花费太长时间。只要几秒钟，你就能做个深呼吸，或者做一次耳爆法，让自己头脑得以清醒。复杂一些的技巧，比如自我催眠，做完也不超过1分钟。工作时运用大屏幕技巧的人，会发现自己的效率越来越高。他们能在60秒内，以新的思维角度看待自己以及手头的工作。

不过，不一定要给手表设定闹钟，一听见闹铃响就马上运用休息技巧。许多人将就餐时间作为主动休息的时间，这样就可以在餐前、就餐时或餐后进行休息。以前用来作为咖啡时间与茶歇的时刻，如上午10:30—11:00，下午3:00—4:00，都是定期运用主动休息技巧的好时间。

就算在最忙碌的一天里，你也可以运用休息技巧使自己恢复活力，还能重新审视自己已经完成的工作。休息能让你事半功倍。

6. 休息具有强大的力量。如果休息好了，你就会变得更敏锐、更迅捷。类似能量提升这样的休息技巧，能让你获得快速反应能力，迅速给自己充电。休息还能重置身心，让你做好准备去完成那些看似不可能完成的任务。

休息不仅能重建身体，还能净化你的心灵。

7. 休息是生命节奏的一部分，可以像舞蹈一样运用。许多种语言都会用一个词表示歌曲与舞蹈。休息技巧也能为你做同样的事。

心灵休息技巧有助于你在这个世界上找到自己的定位。随着时间的推移与不断练习，你可以通过休息技巧创造自己的故事、自己的生命之歌。

同时，你也需要舞蹈的加持。舞蹈性是通过躯体来表现的，比如当你随着音乐漫步时就是如此。舞蹈性也可以在社交场合中呈现出来，如你与家人一起做饭，大家一起准备食材，了解这些食材是从哪里来的，然后将这些食材变成美味佳肴，这会给你们带来营养与欢乐。当你看着一棵树随风摇摆，树叶随着肆虐的狂风四散各处时，你能感受到它犹如在跳舞。

休息是一种活动，也是自我更新的一种方式。当我们全身心投入其中时，休息让我们感到愉悦。休息能让我们意识到我们是谁，我们拥有什么。

通过使用各种休息技巧，我们能实现自我更新，也能做好准备去做自己想做的事。此时，休息让我们感觉真的就像舞蹈，我们会以自己的方式尽情舞蹈，最后实现自己的目标。有时这个过程很有趣，就好像自由舞。此时，我们或许真的有机会认真窥视一下我们内在的本真。

要为自己的生命创作属于自己的音乐，我们需要一些小知识：休息是什么，如何去休息。现在，你已经学会了。

推荐阅读书目

市面上有大量高质量的书与休息和健康有关。以下列举的是其中较为简单实用、有趣的书。

Barabási, Albert-László. *Linked: How Everything Is Connected to Everything Else and What It Means for Business, Science, and Everyday Life.* New York: Plume, 2002.

Carskadon, Mary. *Encyclopedia of Sleep and Dreaming.* New York: Macmillan Publishers, 1993.

Csikszentmihalyi, Mihaly. *Flow: The Psychology of Optimal Experience.* New York: Harper Perennial, 1991.

Edlund, Matthew. *The Body Clock Advantage.* New York: Circadian Press, 2003.

Gardner, Helen, ed. *The Metaphysical Poets.* New York: Penguin Press, 1960.

Goreon, James S. *Unstuck.* New York: Penguin, 2008.

Hartwell, Leland, Leroy Hood, Michael Goldberg, Ann Reynolds, Lee Silver, and Ruth Veres. *Genetics: From Genes to Genomes.* New York: McGraw-Hill, 2006.

Hauri, Peter. *No More Sleepless Nights.* new Jersey: Wiley, 1996.

Levitin, Daniel J. *This Is Your Brain on Music.* New York: Dutton, 2006.

Morton, Oliver. *Eating the Sun.* New York: Harper, 2008.

Pollan, Michael J. *In Defenst of Food.* New York: Penguin Press, 2008.

——. *The Omnivore's Dilemma.* New York: Penguin Press, 2007.

Roizen, Michael, and Mehmet Oz. *YOU: On a Diet.* New York: Simon and Schuster, 2006.

Sacks, Oliver. *Musicophilia: Tales of Music and the Brain.* New York: Vintage, 2008.

——. *Uncle Tungsten: Memories of a Chemical Boyhood.* New York: Vintage, 2002.

Storr, Anthony. *Solitude.* New York: Free Press, 1988.

Wilson, Edmund O. *Consilience: The Unity of Knowledge.* New York: Vintage, 1999.

致　谢

科学就像我们的身体一样快速变化着。我从他人之处获得了许多帮助，因此获得了最新且最有用的研究结果。但是，即使在写作与出版之间极短的时间内，依然有许多重要的研究项目正在完成。

书籍是合作的产物，我要感谢的人有许多，无法一一列举：

关于睡眠、休息与时钟的讨论，我要特别感谢玛丽·卡斯卡登（Mary Carskadon），德克-扬·迪克 (Dirk-Jan Dijk)，查尔斯·切斯勒 (Charles Czeisler)，莎朗·基南 (Sharon Keenan)，肖恩·德拉蒙德 (Sean Drummond)，查尔斯·爱德华兹 (Charles Edwards)，戈登·斯托兹纳 (Gordon Stoltzner)，格雷格·贝伦基 (Greg Belenky)，罗莎娜·阿米蒂奇 (Roseanne Armitage)，大卫·丁斯 (David Dinges)，莱昂·拉克 (Leon Lack)，盖比·贝德 (Gaby Bader)，J. 特里·佩特拉 (J.Terry Petrella)，拉里·奇尔尼克 (Larry Chilnick)，还有林恩·兰伯格（Lynne Lamberg）。

对于手稿的处理，我诚挚感谢卡罗尔·卡斯金（Carol Gaskin），查尔斯·爱德华兹 (Charles Edwards)，埃伦·范德·诺特 (Ellen Vander Noot)，劳伦斯·塔克雷迪 (Laurence Tancredi)，恩基塔斯·卡沃克勒斯 (Nikitas Kavoukles)，汤姆·沃克 (Tom Walker)，谢丽尔·沃克 (Cheryl Walker)，玛丽·拉普安特 (Mary LaPointe)，苏珊·戈德堡 (Susan Goldberg)，约瑟夫·蒙代罗 (Joseph Mondello)，苏珊娜·斯托尔茨纳 (Suzanne Stoltzner)，夏洛特·阿克斯（Charlotte Akers），还有伊恩·格林豪斯（Ian Greenhouse）等人。

关于本书编辑的相关事宜，我必须着重感谢我的经纪人科林·奥谢（Coleen O'Shea）。她总是能尖锐地指出关于这个项目在以往类似情况下，可能产生的小缺陷。Harper One 出版社与我对接的编辑南茜·汉考克（Nacy Hancock）是一位既果断又幽默的人。同时要感谢普里西拉·斯塔基（Priscilla Stuckey）的精心编修。

为了给读者解释清楚休息的重要性，我必须感谢各位同人给予的帮助，我很荣幸能与他们一起讨论相关问题：马新乐（Ma Xinle），桑迪·格林豪斯（Sandy Greenhouse），埃利奥特·利夫斯通（Elliot Livstone），大卫·森萨博（David Sensabaugh），达芙妮·罗森斯韦格（Daphne Rosenzweig），黛比·加罗法洛（Debbie Garofalo），艾米·李（Amy Lee），迈克尔·戈德堡（Michael Goldberg），珍妮特·斯特克勒（Janet Steckler），格雷格·邦德（Greg Band），安妮·费舍尔（Anne Fisher），伊雷克·希克斯 (Irek Hicks)，常青（Chang Qing），还有朱莉·莫贝格（Julie Moberg）。我也要感谢我的办公室经理玛丽·拉普安特（Mary Lapointe）多年来给予我的支持与帮助。

我还要感谢我的病人，是他们把我引向新的问题，并推动我解决这些问题。他们向我介绍哪些方法行之有效，哪些方法效果不佳，并让我一直能更直观地发现问题。